今日からできる
ミニマム禁煙医療　第❶巻
禁煙外来を開設しよう！

神奈川県内科医学会　編

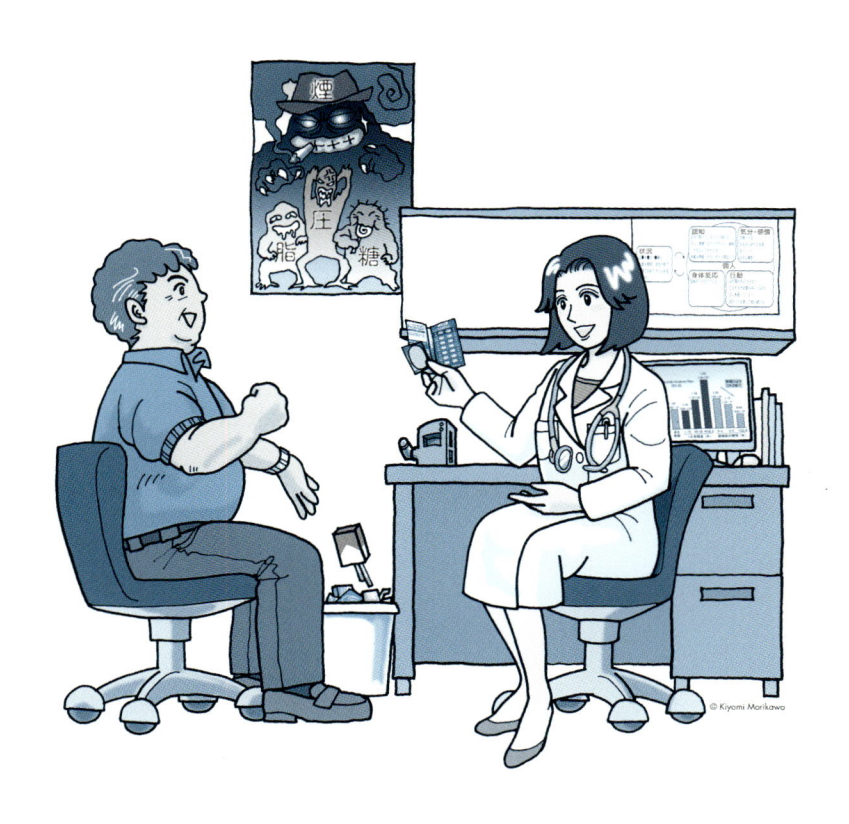

日本臨床内科医会　推薦

発行　中和印刷株式会社

発刊にあたって

神奈川県内科医学会会長　中　佳一

　今般私共神奈川県内科医学会の禁煙指導マニュアル作成委員会の手により「今日からできるミニマム禁煙医療」の第一巻が発行されました。禁煙外来を開設しよう！の呼びかけです。

　多くの先生方は禁煙の意義について十分認識され、すでに禁煙外来を設置されている先生もいらっしゃると思われます。諸外国に比較して遅れていると言われる我国で、禁煙を推しすすめるべくこの小冊子は企画・発行されました。今回は「禁煙外来」の開設の仕方を具体的にわかりやすく、かつ詳細に現在禁煙治療をしている先生方に記述していただきました。ぜひ手にとられ、購入され、禁煙外来開設へチャレンジされることを期待します。

　このミニマム禁煙医療は「シリーズ」として順次第2巻「禁煙外来における動機づけ面接法」、第3巻「禁煙外来における認知行動療法」が発行される予定であります。私共多くの医師の連携・連帯とリーダーシップが禁煙推進の大きな力になりますよう、多くの先生方の購読と参加を期待し、発行を祝すものです。

推薦の言葉

日本臨床内科医会　会長　猿田　享男

　タバコの煙には極めて多くの有害な化学物質が含まれ、ベンゾピレンなど発癌促進に関係する物質も含まれている。それゆえ、喫煙は肺癌や慢性閉塞性肺疾患などの呼吸器疾患、虚血性心疾患や脳血管障害といった循環器疾患、さらに多くの悪性腫瘍の発症に関係している。このように喫煙が多くの疾患の発症と関係しているにも拘わらず、日本人の喫煙率は高く、1980年は男性53.1％、女性9.7％、2000年は男性53.5％、女性13.2％と減少がみられず、国が喫煙対策に真剣に取り組むようになった。2012年の調査では、男性の喫煙率は32.7％、女性は9.7％へと減少しているが、なお男性の喫煙率は欧米の先進諸国に比して高い。2010年の国民健康・栄養調査によると、習慣的に喫煙している男性の35.9％、女性の43.6％が止めたいと考えているとのことであり、喫煙対策・禁煙推進は重要な課題となっている。

　日本臨床内科医会はこの数年、喫煙対策・禁煙推進に力を注いでいるが、この度、神奈川県内科医学会では神奈川県内科医学会名誉会長の中山脩郎先生、神奈川県内科医学会会長・日本臨床内科医会副会長の中　佳一先生、そして禁煙推進委員会委員長の長谷　章先生らが中心となって、禁煙指導マニュアルの編集委員会を組織され、今回、加濃正人先生の執筆、森川起代巳様のイラストで「今日からできるミニマム禁煙医療　第１巻　禁煙外来を開設しよう！」が発刊されることになった。これまで禁煙治療に携わってきた先生方の豊富な経験が生かされ、慢性的に喫煙している方が禁煙することがいかに大変であるかが丁寧に解説され、大変貴重なテキストになっている。

　その内容は現在実施されている禁煙保険治療制度の解説、実際に禁煙外来を実施する際に必要となる機器や物品、開設準備から実際の治療に際しての患者さんとの対応、現在市販されている禁煙補助薬の種類や特徴および使用法が詳細に解説されている。特に禁煙治療を受ける患者さんの精神状態の解説など、臨床の第一線で活躍される先生方にとって大変有用なテキストになっている。日本臨床内科医会の先生方はじめ医療従事者全ての方々に是非お読みいただきたいと願っている。

はじめに

神奈川県内科医学会禁煙指導マニュアル作成委員会委員長　長谷　章

　我々、神奈川県内科医学会会員、禁煙指導マニュアル作成委員会委員の願いはタバコフリー、スモークフリーの社会の実現である。ブータンはタバコを作らない、売らない、吸わない世界初の国となり、国民健康幸福度世界一である。しかし、日本ではなぜ世界一であるかの理由はまったく報道されていない。日本はタバコの情報に関して、南海の孤島のような世界常識とはかけ離れた国である。FCTCに日本政府は批准していながら、守るべき条項はほとんど実行していないのが現状である。世界最低の受動喫煙対策国は中国、北朝鮮、日本の三大トリオである。閉鎖空間である屋内の完全禁煙は世界の常識である。お隣の台湾では台湾政府が国民の健康を重視し、「煙害防制法」を制定し、あらゆる場所が禁煙となっている。日本でも、最低、2020年の東京オリンピック開催までには受動喫煙防止法の制定を行ってほしいと切に願っている。しかし、現状では国会議事堂内が完全禁煙になっておらず、一部の国会議員がタバコをくゆらしながら、政策決定をしている。こんな状態では国民の健康を守ることは不可能に近いことである。毎年、WHOにより世界各国のタバコ対策の合計点数が出されているが、日本は世界最低の点数に甘んじている。しかし、唯一評価されているのが日本における保険適用による禁煙治療である。

　若い世代の防煙教育・健康教育の徹底、公共の場の禁煙化の推進、禁煙希望者への禁煙支援、これらを地道に継続することで日本にもタバコフリー・スモークフリーの社会が訪れると確信している。今回、上程した「今日からできるミニマム禁煙医療〜禁煙外来を開設しよう！」は内科医のみならず、医療従事者全てにお勧めできる指導マニュアルと自負しております。ぜひとも、臨床の現場でお役立てください！

本書の使用方法

著者：新中川病院内科・禁煙外来　加濃　正人

　本書は、これから禁煙外来やその開設にかかわる各種職種の方（医師、看護師、薬剤師、心理職、事務職など）を主な対象としている。施設の要件、必要な物品、診療報酬の算定方法などを具体的に解説し、「ミニマム」のレベルで禁煙治療が開始できるようにした。

　本書の構成は、第1章にて禁煙保険治療の背景について解説したのち、第2章〜第6章で禁煙保険治療の要件、禁煙外来で使用する物品、開設の準備、治療スケジュール、算定方法と結果報告について示している。まずここまで目を通していただけば、各種医療機関において保険禁煙治療を遺漏なく実施することができる。さらに第7章、第8章では、実際の診療手順と禁煙補助薬の基礎知識を詳説している。あわせてこの部分をお読みいただくことで、より良質な面接や薬物療法が実施できるものと思われる。また、巻末付録として、禁煙外来で使用できる問診票や説明用資料を収載し、使用方法を第7章中に説明している。拡大コピーして使用されたい。巻末付録の印刷用ファイルは、神奈川県内科医学会ホームページまたは本書特設ホームページ（http://kineniryo.jimdo.com/）にてダウンロードできるようにする予定である。

　本書は、「今日からできるミニマム禁煙医療」シリーズの第1巻として、読者諸氏がまず禁煙外来を開設し、禁煙補助薬の投与が行えるようになることを目標とした。しかしながら、薬物療法だけではなかなか禁煙に至らない患者も存在する。これら患者に応ずるために、続刊を準備中である。『第2巻　禁煙の動機づけ面接法』は、健康影響などを楽観視しすぎて禁煙動機が高まらない患者に対する基本的な面接技術を解説し、『第3巻　禁煙の認知行動療法』は、禁煙の障害を深刻に考え悲観的になりすぎる患者に対する一連の面接手順を解説する予定である。発行予定などは、上記特設ホームページなどでお知らせする予定なので、関心のある方は適時チェックをされたい。

今日からできる ミニマム禁煙医療
第❶巻 禁煙外来を開設しよう！

目 次

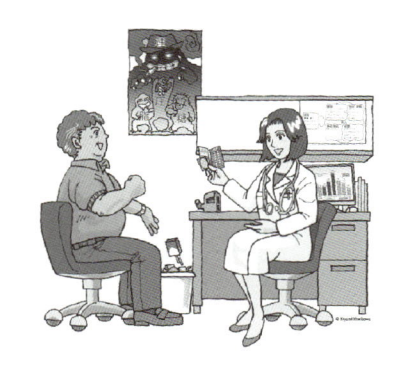

1. 禁煙保険治療制度の背景　　　　　　　　　　　　　　　　　　　　（1）
   （1）制度の成立過程／（2）アルコール依存症治療との比較

2. 禁煙保険治療の要件　　　　　　　　　　　　　　　　　　　　　　（4）
   （1）施設基準／（2）対象患者

3. 禁煙外来で使用する物品　　　　　　　　　　　　　　　　　　　　（14）
   （1）禁煙治療のための標準手順書／（2）呼気一酸化炭素濃度測定器／
   （3）禁煙補助薬／（4）問診票／（5）説明用資料

4. 開設の準備　　　　　　　　　　　　　　　　　　　　　　　　　　（23）
   （1）治療枠の設定／（2）広報

5. 治療スケジュール　　　　　　　　　　　　　　　　　　　　　　　（26）
   （1）ニコチン依存症管理料を算定する診療／
   （2）ニコチン依存症管理料を算定しない追加の診療／（3）入院患者の禁煙治療

6. 算定方法と結果報告　　　　　　　　　　　　　　　　　　　　　　（38）
   （1）算定方法／（2）予約料／（3）結果報告／（4）自由診療

7. 実際の診療手順　　　　　　　　　　　　　　　　　　　　　　　　（43）
   （1）予備面接の手順／（2）正式な1回目の診療の手順／
   （3）2回目以降の手順／（4）最終回の手順／（5）フォローアップ

8. 禁煙補助薬の基礎知識　　　　　　　　　　　　　　　　　　　　　（77）
   （1）概要と効果／（2）ニコチン製剤／（3）内服禁煙補助薬／
   （4）本邦未発売の薬

文献　　　　　　　　　　　　　　　　　　　　　　　　　　　　　　（104）

巻末付録　　　　　　　　　　　　　　　　　　　　　　　　　　　　（109）
   （1）問診票／（2）説明用資料

今日からできるミニマム禁煙医療　順次発行予定
　第2巻　禁煙の動機づけ面接法
　　　　薬物依存症としての喫煙／ニコチンの心理的依存／動機づけ面接法
　第3巻　禁煙の認知行動療法
　　　　心理面接の基礎知識／認知行動療法

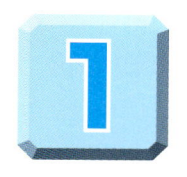

1 禁煙保険治療制度の背景

（1）制度の成立過程

　2003年に世界保健機関（WHO）総会において採択され、2004年に日本も署名・批准した「たばこ規制に関する枠組条約（Framework Convention on Tobacco Control；FCTC）」には、第14条（たばこへの依存及びたばこの使用の中止についてのたばこの需要の減少に関する措置）として下記の規定がある。

> 締約国は、たばこの使用の中止及びたばこへの依存の適切な治療を促進するため、自国の事情及び優先事項を考慮に入れて科学的証拠及び最良の実例に基づく適当な、包括的及び総合的な指針を作成し及び普及させ、並びに効果的な措置をとる。

　また、2005年には日本循環器学会など9学会の合同委員会が「禁煙ガイドライン」［日本循環器学会など9学会合同研究班, 2010］を発表し、その中で下記の見解を示した。

> わが国では保健医療従事者ですらいまだに個人的趣味・嗜好の問題と思われている方があるがそうではなく、喫煙は"喫煙病（依存症＋喫煙関連疾患）"という全身疾患であり、喫煙者は"積極的禁煙治療を必要とする患者"という認識が本ガイドラインの基本精神である。

　以上の後押しもあり、2006年度の診療報酬改訂においてニコチン依存症

管理料が新設され、一定の要件を満たした治療に対しての保険請求と、保険適用での禁煙補助薬処方ができるようになった。受動喫煙防止（第8条）、広告や後援の規制（第13条）などを含むFCTCの多くの条項で日本は他の締約国に遅れているが、禁煙治療の普及（第14条）については一定の評価がなされている。ただし制度新設にあたっては保険支払側やタバコ産業の反対も強く、激しい折衝の末に定められた対象患者や治療期間の設定には、他の疾患の治療にはないような理不尽な制限が加えられている。禁煙の保険治療を行うにあたっては、これらの制限を把握して臨む必要がある。

（2）アルコール依存症治療との比較

　表1-1に、ニコチン依存症と同様、合法的な依存性物質によって引き起こされるアルコール依存症との対比を示した。治療上の制限は、ニコチン依存症のほうがはるかに大きい。ニコチン依存症管理料が180〜230点であるのに対し、アルコール依存症は通院精神療法（330〜400点；精神保健指定医が行う30分以上の初診は700点）の適用疾患として明記されている。通院精神療法は、精神科を標榜する医療機関の担当医師が行う必要があるが、担当医師となるための特別な要件はない。対象患者は、禁煙治療ではブリンクマン指数による積算喫煙量の下限があるためにニコチン依存症患者の一部にしか保険の適用ができず、また積算喫煙量の少ない思春期以前の患者が保険適用外になってしまうのに対し、アルコール依存症の治療は医師が診断すれば全員に適用でき、未成年の治療に対しては診療報酬の加算（200点）がある。治療間隔、治療期間、再治療、入院患者に対する治療についても、ニコチン依存症では厳しい制限があるのに比べ、アルコール依存症ではほとんど無制限である。まず、禁煙治療をアルコール依存症治療と同等の制限まで緩和していくことが求められてしかるべきであろう（ただし、20歳代若年者に対するブリンクマン指数下限、入院患者に対する禁煙治療開始については2014年の診療報酬改訂で緩和が検討されている；2013年12月現在）。

　ニコチン依存症管理料の算定は医科にのみ認められており、歯科では認

められていない。禁煙治療は、精神疾患であるニコチン依存症の治療であるとともに、歯科領域の喫煙関連疾患を治療するために必須の保健指導でもあるので、早期に歯科でも医科同様の保険禁煙治療が行えるようになることが望ましい。

表1-1　健康保険での依存症治療の対比

疾患	ニコチン依存症	アルコール依存症
診療報酬	ニコチン依存症管理料（180～230点/回）	通院精神療法（330～400点/回）の対象
積算摂取量による下限	ブリンクマン指数200以上の患者のみが対象	依存症と診断されるすべての患者が対象
未成年の患者	思春期以前の患者は実質的に対象外	診療報酬の加算が認められている
治療間隔	2～4週	週1回まで（退院直後は週2回まで）
治療期間	3か月間	無制限
再治療	前回治療開始から1年後以降	無制限
入院加療	外来治療を開始していた者に限り、保険での処方継続が可能（特別な指導管理料は算定できない）	入院患者に対しても治療開始ができる上、入院精神療法（80～150点/回）の対象

20歳代若年者のブリンクマン指数下限と入院患者への禁煙治療開始については2014年診療報酬改訂で緩和が検討されている（2013年12月現在）

2 禁煙保険治療の要件

（1）施設基準

　ニコチン依存症管理料を算定し、禁煙補助薬を保険処方するためには、下記の施設基準をすべて満たし、社会保険事務局に届け出を行う必要がある。

> A．院内掲示：禁煙治療を行っている旨を保険医療機関内の見やすい場所に掲示していること
> B．経験医師：禁煙治療の経験を有する医師が1名以上勤務していること
> C．専任看護師：禁煙治療に係る専任の看護師または准看護師を1名以上配置していること
> D．呼気一酸化炭素濃度測定器：禁煙治療を行うための呼気一酸化炭素濃度測定器を備えていること
> E．敷地内禁煙：保険医療機関の敷地内が禁煙であること

A．院内掲示

　禁煙治療を実施している旨や、禁煙外来を開設している旨を院内の見やすい場所に掲示することが要件となっている。掲示物は医療機関で作成してもよいし、禁煙補助薬メーカーに依頼すれば各種ポスターを提供してもらえるだろう。

B．経験医師

禁煙治療の経験を有する医師は、診療科を問わず、常勤医でも非常勤医でもかまわない。常勤・非常勤の別は、後述する届出書類に記載する。医師に必要とされる禁煙治療の経験について具体的な規定はない。禁煙治療は単に禁煙補助薬を処方することではなく、患者の禁煙を総合的にサポートすることだから、それまでの日常診療の中で患者に禁煙を勧めたり、何らかのアドバイスをしたりしたことのある医師は、すべて禁煙治療の経験を有していることになるだろう。

C．専任看護師

禁煙治療に係る専任の看護師または准看護師が必要である。ここでいう「専任」とは、禁煙治療の業務を特定の看護師が行うことを指す。特定の看護師が禁煙治療のみを行う「専従」である必要はない。非常勤者であっても問題ないが、医師同様、常勤・非常勤の別は届出書類に記載する。看護師を雇用せずに運営している診療所などもあるが、残念ながら現在の制度では施設基準を満たさない。

D．呼気一酸化炭素濃度測定器

呼気一酸化炭素濃度測定器は、医療機器承認番号の交付された機器である必要がある。備えている呼気一酸化炭素濃度測定器の機器名と台数は、届出書類に記載する必要がある。保険での禁煙治療に使用できる機器の種別は「第3章　禁煙外来で使用する物品」（p14）にて解説する。

E．敷地内禁煙

最後に、医療機関の管理する区域全域が禁煙であることが要件である。レストランや管理者の個室などを含め建物内に喫煙可能な場所があってはならないのはもちろん、医療機関が管理する駐車場、敷地内を走行する自

動車内などを含めすべての屋外空間が禁煙とされている必要がある。保険医療機関が建造物の一部分を用いて開設されている場合（ビル内診療所）は、当該保険医療機関の保有または借用している部分が禁煙であることが基準になる。

　医療機関管理者の意識が低いとこの条件を満していない場合もあるかもしれないが、逆に、厚生労働省が定めた治療行為を実践するという根拠が、医療機関の敷地内禁煙化を促進することもあるので、この基準の設定をむしろ好機と考え、管理者に禁煙化の要請を行うとよいだろう。

F. 施設基準の届け出

施設基準について必要な届け出は、以下の3種類である。

・特掲診療料の施設基準に係る届出書（別添2）
・[　　　]に勤務する従事者の名簿（様式4）
・ニコチン依存症管理料に係る届出書添付書類（様式8）

　それぞれ正副2通を提出する。これらの書式は各管轄厚生局（北海道、東北、関東信越、東海北陸、近畿、中国四国、四国支局、九州）ウェブサイト、日本禁煙学会ウェブサイト、ファイザー社医療従事者向けサイト「PhizerPro」（要登録）などからダウンロードできる。書式は変更される場合もある。図2-1～3は、2008年（平成20年）に変更され2014年1月現在使用されている書式への記入例である。届け出を受けた社会保険事務局長は、基準に適合するかの審査を行い医療機関に通知する。日本禁煙学会ウェブサイトによれば、要件審査に要する期間は原則として2週間（遅くともおおむね1か月以内）とのことである。

別添2

特掲診療料の施設基準に係る届出書

| 保険医療機関コード
又は保険薬局コード | 12,3456,7 | 届出番号 | (ニコ)
第　　　号 |

連絡先
　担当者氏名：　○○　○○
　電話番号：　012-345-6789

（届出事項）

[　　ニコチン依存症管理料　　] の施設基準に係る届出

（20029）

☑ 当該届出を行う前6か月間において当該届出に係る事項に関し、不正又は不当な届出（法令の規定に基づくものに限る。）を行ったことがないこと。

☑ 当該届出を行う前6か月間において療担規則及び薬担規則並びに療担基準に基づき厚生労働大臣が定める掲示事項等第三に規定する基準に違反したことがなく、かつ現に違反していないこと。

☑ 当該届出を行う前6か月間において、健康保険法第78条第1項及び高齢者の医療の確保に関する法律第72条第1項の規定に基づく検査等の結果、診療内容又は診療報酬の請求に関し、不正又は不当な行為が認められたことがないこと。

☑ 当該届出を行う時点において、厚生労働大臣の定める入院患者数の基準及び医師等の員数の基準並びに入院基本料の算定方法に規定する入院患者数の基準に該当する保険医療機関又は医師等の員数の基準に該当する保険医療機関でないこと。

標記について、上記基準のすべてに適合しているので、別添の様式を添えて届出します。

平成○○年　　○月　　○○日

　保険医療機関・保険薬局の所在地　　○○県○○市○○区○－○
　及び名称　　　　　　　　　　　　　○○医院

　　　　　　　　　　　　　開設者名　　○○　○○　　　印

関東信越厚生局長　殿

備考1　[　　]欄には、該当する施設基準の名称を記入すること。
　　2　□には、適合する場合「レ」を記入すること。
　　3　届出書は、正副2通提出のこと。

図2-1　「特掲診療科の施設基準に係る届出書（別添2）」記入例
書式は変更されることがある　　青字は記入の一例

今日からできるミニマム禁煙医療　　7

様式4

[ニコチン依存症管理料] に勤務する従事者の名簿

No	職種	氏名	勤務の態様	勤務時間	備考
1	医師	○○ ○	⦅常勤⦆/非常勤　専従/⦅非専従⦆　⦅専任⦆/非専任	8時間／日	
2	看護師	○○ ○○	⦅常勤⦆/非常勤　⦅専従⦆/非専従　⦅専任⦆/非専任	4時間／日	
			常勤/非常勤　専従/非専従　専任/非専任		
			常勤/非常勤　専従/非専従　専任/非専任		
			常勤/非常勤　専従/非専従　専任/非専任		
			常勤/非常勤　専従/非専従　専任/非専任		
			常勤/非常勤　専従/非専従　専任/非専任		
			常勤/非常勤　専従/非専従　専任/非専任		
			常勤/非常勤　専従/非専従　専任/非専任		
			常勤/非常勤　専従/非専従　専任/非専任		
			常勤/非常勤　専従/非専従　専任/非専任		
			常勤/非常勤　専従/非専従　専任/非専任		
			常勤/非常勤　専従/非専従　専任/非専任		
			常勤/非常勤　専従/非専従　専任/非専任		
			常勤/非常勤　専従/非専従　専任/非専任		

[記載上の注意]
1　[　　]には、当該届出の施設基準の名称を記入すること。
2　病棟（看護単位）・治療室ごと、職種ごとに区分して記入すること。
3　職種の欄には、医師、看護師又は准看護師等と記入すること。
4　勤務時間には、就業規則等に定める所定労働時間（休憩時間を除く労働時間）を記入すること。

図2-2　「[　　　]に勤務する従事者の名簿（様式4）」記入例
書式は変更されることがある　　青字は記入の一例

様式8

ニコチン依存症管理料の施設基準に係る届出書添付書類

1　禁煙治療を担当する医師（禁煙治療の経験を有する医師が1名以上いること。）

氏名	禁煙治療の経験
○○　○	有　・　無
	有　・　無

※1行目の「有」に○

2　専任の看護師又は准看護師（1名以上いること。）

氏名
○○　○○

3　当該保険医療機関に備えている呼気一酸化炭素濃度測定器の名称及び台数

機種名	メーカー名	台数
○○○○モニター	○○○社	1台
		台
		台

4　その他（次の事項を満たしている場合に○をつけること。）

ア　禁煙治療を行っている旨の院内掲示をしている。

イ　敷地内が禁煙である。なお、保険医療機関が建造物の一部分を用いて開設されている場合は、当該保険医療機関の保有又は借用している部分が禁煙であること。

※ア、イとも○で囲む

図2-3　「ニコチン依存症管理料の施設基準に係る届出書添付書類（様式8）」記入例
書式は変更されることがある　　青字は記入の一例

（2）対象患者

禁煙治療が保険適用になるためには、患者が以下の要件をすべて満たす必要がある。

A．タバコ依存スクリーニングテスト（TDS）にて5点以上
B．ブリンクマン指数（1日喫煙本数×喫煙年数）が200以上
C．ただちに禁煙することを希望している
D．治療プログラムについて説明を受け、該当治療を受けることについて文書で同意
E．前回の禁煙治療（治療開始日）から1年を過ぎている

A．タバコ依存スクリーニングテスト

表2-1に示されるタバコ依存スクリーニングテスト（Tobacco Dependence Screener：TDS）［川上憲人, 2006］は、WHO国際疾病分類第10版（ICD-10）［World Health Organization, 2003］に規定されるニコチン依存症候群の診断基準を、「はい」「いいえ」2件法で10項目の質問票にまとめたものである。「はい」が5項目以上であった場合、ICD-10基準におけるニコチン依存症である可能性が高い（感度95％、特異度81％）。ただし、質問項目の中には、禁煙や節煙を試みたときの症状を問うものもあり、それらを試みたことのない喫煙者では点数が低くなってしまう問題点が指摘されている。

表2−1 タバコ依存スクリーニングテスト（TDS）
[川上憲人, 2006]

1. 自分が吸うつもりより、ずっと多くのタバコを吸ってしまうことがありますか？
2. 禁煙や節煙（本数を減らす）を試みてできなかったことがありますか？
3. 禁煙や節煙でタバコが欲しくてたまらなくなることがありましたか？
4. 禁煙や節煙で次のどれかがありましたか？（イライラ、神経質、落ち着かない、集中しにくい、ゆううつ、頭痛、眠気、胃のむかつき、脈が遅い、手の震え、食欲増進、体重増加）
5. 上の症状を消すために、またタバコを吸い始めることがありましたか？
6. 重い病気にかかって、タバコはよくないとわかっているのに吸うことがありましたか？
7. タバコのために健康問題が起きていると分かっていても吸うことがありましたか？
8. タバコのために精神的問題が起きていると分かっていても吸うことがありましたか？
9. 自分はタバコに依存していると感じることがありますか？
10. タバコが吸えないような仕事やつきあいを避けることが何回かありましたか？

5項目以上「はい」の場合、ICD-10診断基準に当てはまるニコチン依存症である可能性が高い

B．ブリンクマン指数（1日喫煙本数×喫煙年数）

　ブリンクマン指数（別名喫煙指数）は積算喫煙量の指標として知られており、各種疾患発生率との関連を調査した研究においてよく使われる。この指標を禁煙治療の適否判定に用いることは、医学的に何の意味もない。この制限のため、重点的な禁煙治療が求められる低年齢の未成年喫煙者は保険適用にならない。重喫煙者で指数が200を超えていれば（例：1日30本×7年間）未成年者でも診療報酬請求が返戻されたという例は聞かないが、請求時のコメントには事情を記載するのが無難である。

　なお、2014年の診療報酬改訂において、20歳代などの若年層に対するブリンクマン指数下限緩和が検討されている（2013年12月現在）。

C．ただちに禁煙することを希望

　ただちに禁煙することを希望していることも要件に加えられている。物質使用を中止する動機の低下が依存症の本質的な症状であることを勘案すると、禁煙の意欲が十分でない患者に対しても十分な保険診療を実施し、意欲を向上させていくのがあるべき禁煙治療の姿である。しかし残念ながら、現状では禁煙意欲のすでに十分な患者（ある意味で軽症の患者）だけが適用となっている。

　ときとして、すでに禁煙を開始した患者が禁煙外来を訪れる場合がある。禁煙開始直後の喫煙者に保険が適用されるかどうかの明確な規定はないので、治療者が該当患者をニコチン依存症と診断できれば、治療を開始してよいものと考えられる。ちなみに米国精神医学会診断基準第5版(DSM-5)［American Psychiatric Association, 2013］において、ニコチン依存症（正式病名はタバコ使用障害）の早期寛解は、タバコ使用や離脱症状などの診断基準を3か月間以上満たさない状態が続いたことを指すので（表2－2）、禁煙期間が3か月に満たず来院した患者は少なくともまだ寛解導入できていない患者であると言える。ただし、禁煙初期の離脱症状を乗り切った患者に対して、さらに離脱症状の緩和を目的とした禁煙補助薬処方を行うのはあまり意味がないので、そのような患者の治療は面接のみの禁煙指導が適切かもしれない。

表2－2　米国精神医学会診断基準第5版（DSM-5）におけるタバコ使用障害の寛解
[American Psychiatric Association, 2013]

早期寛解	3か月以上、タバコ使用障害の基準（渇望や衝動以外）をまったく満たさない
持続寛解	12か月以上、タバコ使用障害の基準（渇望や衝動以外）をまったく満たさない

D. 治療プログラムに同意

『禁煙治療のための標準手順書』[日本循環器学会 他, 2012]に則った治療を受けた場合に限り、禁煙治療は保険適用になる。治療開始にあたっては、患者にその概要（特に12週間にわたる治療スケジュールなど）を説明し、治療を受けることについての文書同意を得る必要がある。

E. 前回治療から1年が経過

いちどニコチン依存症管理料を算定する禁煙治療を受けた患者が、再び管理料算定を伴う治療を受けようとする場合、前回算定を開始した日（管理料1回目の算定を行った日）から1年を経過しないと、再度の算定が認められない。たとえば、前回の治療終了直後に再喫煙してしまった患者が保険での再治療を受けるためには、約9か月の期間を待たなければならないことになる。

他の医療機関での治療もこれに該当するのかについては、明確な基準が示されていない。少なくとも、患者が1年以内に治療を受けていないと虚偽の申告した場合には、医療機関ではその真偽を確認するすべはないので、レセプトの返戻を受けた場合でも、その旨を記述して再審査を請求したほうがよい。

F. 要件の確認

以上の要件は、問診票を利用して確認することもできる。本書巻末に、要件の5項目を1枚にまとめた【禁煙外来初診時問診票（1）】を収載した。さきに述べたとおり、これら要件のいくつかは科学的な根拠にとぼしいので、医師の裁量権の範囲で、患者の福祉や公共の福祉が最大限になるよう適切な運用を行う必要があると思われる。

3 禁煙外来で使用する物品

（1）禁煙治療のための標準手順書

　禁煙治療を保険適用とするためには、日本循環器学会、日本肺癌学会、日本癌学会、日本呼吸器学会の４学会が合同でまとめた『禁煙治療のための標準手順書』に則って行う必要がある。制度の改変や禁煙補助薬の新規発売などに伴って改訂が行われ、2012年４月発表の第５版［日本循環器学会 他, 2012］が最新となる（2013年12月現在）。各学会のウェブサイトからダウンロードできる。インターネットへの接続環境がない場合は、医療用禁煙補助薬を販売しているノバルティス ファーマ社またはファイザー社の医薬品情報提供者か、ノバルティス ファーマ社が開設する「ニコチネル専用ダイヤル（0120-377-305）」に相談をするとよいだろう。

　『禁煙治療のための標準手順書』の内容は、初診の手順、再診の手順、治療概要説明用資料、問診票、禁煙日記、問答集、禁煙補助薬使用法解説などである。

　なお、本書は『禁煙治療のための標準手順書』に準拠しているが、より実地医家に活かせるよう具体的内容に踏みこんで記述してある。禁煙外来開設にあたっては、標準手順書を一読ののち、本書にて具体的な準備を整えるとよいだろう。

（2）呼気一酸化炭素濃度測定器

　保険診療の手順において、患者の喫煙・禁煙状況評価には薬事法による医療機器承認番号の付与された呼気一酸化炭素測定での確認を含めることが規定されている。現在日本では、表３－１に示す４機種が購入可能であ

る。各機種とも、年1回程度のメンテナンス（キャリブレーション）が必要とされ、その費用は5,000～10,000円程度である。

　一酸化炭素のセンサーは水素を一酸化炭素と誤検知しやすい性質がある。乳糖不耐症患者やα-グルコシダーゼ阻害薬服用者では呼気に水素が含まれることがあり、呼気一酸化炭素濃度が実際より高く見積もられる可能性がある。各機器の詳細は、洲本市禁煙支援センターのウェブサイト（http://www1.sumoto.gr.jp/shinryou/kituen/）が参考になる。

　機器の具体的な使用方法については、「第7章　実際の診療手順」のうち、「（2）正式な1回目の診療の手順」の「A．呼気一酸化炭素濃度測定」（p48）を参照されたい。

表3-1　呼気一酸化炭素濃度測定器一覧

機種	ピコプラススモーカーライザー	マイクロプラススモーカーライザー	マイクロCOモニター		呼気COモニターBC-711M
販売	原田産業 06-6244-0978		セティ 03-5510-2653	フクダ電子 0120-07-9880	ネモト・センサエンジニアリング 03-3333-2760
定価	118,000円	168,000円	148,000円	163,000円	94,500円
			添付品に差あり		
承認番号	22200BZX00121000	222300BZX00224000	21300BZY00425000		22000BZX00575000
精度	±2%	±2%／±2ppm	±10%／1ppm		±2%
水素交叉性	＜10%	＜5%	＜2%		「一酸化炭素のみを測定する」
連続測定用ブロアー	×	×	×		○
患者メモリ	×	○	×		×

2013年12月現在　データは販売元および洲本市禁煙支援センターウェブサイトより

（3）禁煙補助薬

　院内処方を行う場合には、以下の2種類の禁煙補助薬（ニコチンパッチとバレニクリン錠）を準備する必要がある。院外処方で実施する場合には準備の必要はないが、患者が訪れた院外薬局に当日在庫がない事態も想定して指導を行う必要がある。

　各薬剤の具体的な使用方法などについては、

・「第5章　治療スケジュール」のうち「（1）ニコチン依存症管理料を算定する診療」の「B．禁煙補助薬の処方」（p27）
・「第7章　実際の診療手順」のうち「（2）正式な1回目の診療の手順」の「D．禁煙補助薬の選択と服薬指導、次回来院日の決定」（p51）
・「第8章　禁煙補助薬の基礎知識」（p77）

を参照されたい。

A．医療用ニコチンパッチ（販売名　ニコチネルTTS）

　ニコチンの徐放性貼付剤である。一般用医薬品には数種類のニコチンパッチがあるが、医療用はノバルティス ファーマ社が販売するニコチネルTTSのみである。ニコチネルTTSには30、20、10の3容量があり、それぞれの数字は薬効部分の面積（cm^2）を表している。毎朝1枚ずつを貼り替え、標準的な使用法ではニコチネルTTS30を4週間、ニコチネルTTS20を2週間、ニコチネルTTS10を2週間処方する。包装単位はニコチネルTTS30、20、10とも1箱14枚である（図3－1）。

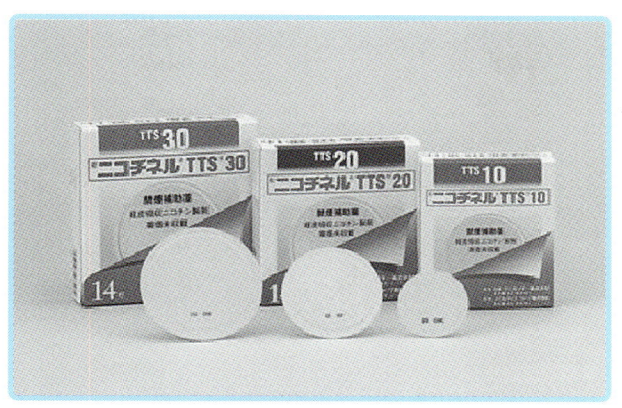

図3−1　ニコチネルTTS30、20、10
ノバルティス ファーマ社ウェブサイトより

B．バレニクリン（販売名　チャンピックス）

　ニコチンを含まない内服用禁煙補助薬で、ファイザー社から販売されている。白色の0.5mg錠と水色の1mg錠があり、投与開始1〜3日目は0.5mg錠1錠を1日1回、4〜7日目は0.5mg錠1錠を1日2回、8日目以降は1mg錠1錠を1日2回服用するという漸増法が副作用軽減のために取られる。初回処方時の漸増を間違いなく行うために、服薬開始から14日目までの各日の服薬分がシートにセットされたスタート用パックが提供されている（図3−2）。通常14日目以降は1mg錠が処方されるため、一般的にはスタート用パック以外で0.5mg錠が処方されることはないが、副作用などのために14日目以降の投与量を減量せざるを得ない場合に備えて0.5mg錠も若干数用意しておいてもよい。ただし、長円形の錠剤なので1mg錠を半分に分割して0.5mg錠の代わりにすることもできる（割線はない）。包装単位は以下の通りである。

・0.5mg錠　　　　　　14錠×2シート　または　14錠×6シート
・1mg錠　　　　　　　14錠×2シート　または　14錠×50シート
・スタート用パック　　1パック　または　5パック

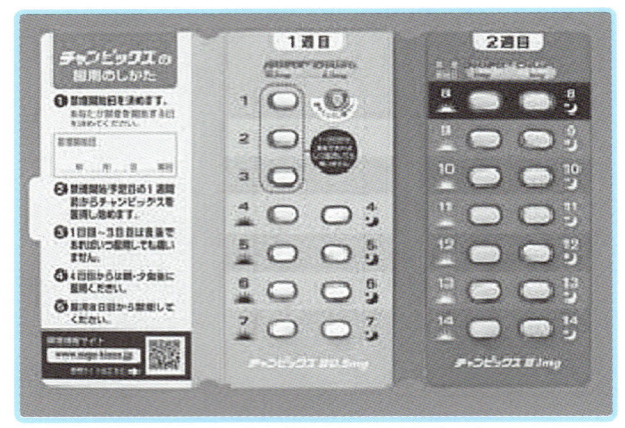

図3-2　チャンピックス錠スタート用パック
ファイザー社ウェブサイトより

（4）問診票

　以下A～Cの問診票を用いると、効率よく診療を進めることができる。とくに初回診療時（あるいは正式な治療前の予備面接時）には、保険診療可否判定、禁煙困難要因の把握など収集の必要な情報が多い。問診票を利用することで、短時間での取りこぼしのない情報収集が可能になる。

　面接時間は限られた貴重なものなので、問診票で肩代わりできる一般情報の収集を面接の中で行うのは無駄である。もちろん、問診票の記述で確認が必要な回答があれば面接の中で詳しく聞く必要があるだろうが、面接時間はなるべく動機づけや患者が抱える問題の相談など、人でなければできないことに割くべきであろう。

　各問診票は、本書巻末に収載したので拡大コピーして使用していただければ幸いである。また、時期は未定ながら今後神奈川県内科医学会のウェブサイトまたは特設ウェブサイト（http://kineniryo.jimdo.com/）で印刷用ファイルを公開する予定である。

A.【禁煙外来初診時問診票（1）】

B．【禁煙外来初診時問診票（２）】
　C．【禁煙外来再診時問診票】

Ａ．【禁煙外来初診時問診票（１）】

　１ページからなり、①現在の喫煙状況、②１日喫煙本数、③喫煙年数、④禁煙への関心度、⑤過去１年以内の保険禁煙治療経験を記入してもらう欄と、⑥ニコチン依存症であることを判定するTDS質問票、⑦治療の同意署名欄がついている。これによって患者が保険での禁煙治療の適用になるかどうかを確認することができる。

　具体的な確認方法については、「第7章　実際の診療手順」のうち、「（１）予備面接の手順」の「Ａ．保険適用の確認」（p43）の項目を参照されたい。

Ｂ．【禁煙外来初診時問診票（２）】

　２ページからなり、①ニコチンの身体的依存度を評価できるファガストローム式ニコチン依存度質問票（FTND）、②今回の禁煙の重要度と自信度、③受診の理由、④治療についての希望、⑤同居家族の喫煙、⑥応援者の有無、⑦ニコチンの心理的依存度を評価できる加濃式社会的ニコチンの依存度調査票（KTSND）v2.1、⑧精神科および他科の既往、⑨連絡先と連絡方法の記入欄を含む。保険診療を実施する上で必須ではないが、実施しておくと治療の効率化と質向上を図れる。

　具体的な確認方法については、「第7章　実際の診療手順」のうち、

・「（１）予備面接の手順」の「Ｂ．既往歴の確認」（p44）
・「（２）正式な1回目の診療の手順」の「Ｂ．喫煙状況などの確認」（p49）

を参照されたい。

C.【禁煙外来再診時問診票】

1ページからなり、①前回受診時からの禁煙状況、②薬の副作用など何らかの問題を記入する欄と、③KTSND調査票が収載されている。

禁煙状況やその他の問題は、面接の場で尋ねられるよりも問診票に記入するほうが本心を答えやすいという患者もいる。また、一般外来と並行して禁煙外来を実施しているような医療機関では、禁煙がうまくいっていて時間をかけなくてもよさそうな患者と、禁煙に至っておらずまだ時間をかけた指導が必要そうな患者を、面接開始前に判別できることもメリットだろう。

具体的な確認方法については、「第7章　実際の診療手順」のうち、「（3）2回目以降の手順」の「A．問診票の確認」（p66）を参照されたい。

（5）説明用資料

以下A～Eの資料を用いると、効率よく必要な説明を行うことができる。本書巻末に収載したので、拡大コピーして使用していただければ幸いである。また、時期は未定であるが、神奈川県内科医学会のウェブサイトまたは特設ウェブサイト（http://kineniryo.jimdo.com/）に印刷用ファイルを掲載する予定である。これら以外に、禁煙補助薬メーカー（ノバルティスファーマ社、ファイザー社）が各種禁煙指導用資材を開発、提供している。

A.【禁煙治療の概要説明資料】
B.【ニコチネルTTSを使用して禁煙する方へ】
C.【チャンピックス錠を服用して禁煙する方へ】
D.【今日から始める禁煙生活ガイド】
E.【あなたの禁煙を応援してくれる方にお見せください】

A．【禁煙治療の概要説明資料】

　2ページ（見開き1ページ）からなり、①禁煙治療の定義、②保険治療の要件、③保険治療の日程、④おおまかな費用、⑤禁煙補助薬の説明が収載されている。一般外来において禁煙外来受診を勧めるとき、禁煙治療を開始するときなどに用いることができる。同種の資料は『禁煙治療のための標準手順書』にも収載されているが、本書収載のものは、神奈川県内科医学会が推奨する治療日程（後述）も付記し、禁煙補助薬の比較表から使用頻度の低いニコチンガムを除いた上で、ニコチンパッチ（販売名ニコチネルTTS）とバレニクリン（販売名チャンピックス）の特徴を詳細な比較表にしてある。薬剤比較表はそれだけで使用することも可能である。

　本資料を用いた具体的な説明方法については、「第7章　実際の診療手順」のうち、「（1）予備面接の手順」の「C．禁煙治療の説明と同意」（p46）の項目を参照されたい。

B．【ニコチネルTTSを使用して禁煙する方へ】

　1ページからなり、ニコチンパッチを使用して禁煙を開始する患者のために、①使う期間、②貼り方、③副作用、④使用上のポイントを解説している。

　本資料を用いた具体的な指導方法については、「第7章　実際の診療手順」のうち、「（2）正式な1回目の診療の手順」の「D．禁煙補助薬の選択と服薬指導、次回来院日の決定」（p51）を参照されたい。

C．【チャンピックス錠を服用して禁煙する方へ】

　1ページからなり、チャンピックスを使用して禁煙を開始する患者のために、①飲み方、②副作用、使用上のポイントを解説している。

　本資料を用いた具体的な指導方法については、「第7章　実際の診療手順」のうち、「（2）正式な1回目の診療の手順」の「D．禁煙補助薬の選択と服薬指導、次回来院日の決定」（p51）を参照されたい。

D.【今日から始める禁煙生活ガイド】

　2ページ（見開き1ページ）からなり、禁煙を開始するにあたって注意すべきことを患者に解説している。①禁煙を実行する前日にやること、②禁煙開始1週間目の乗り切り方、③禁煙を成功させる考え方、④体重のコントロール、⑤その他の注意からなる。

　本資料を用いた具体的な指導方法については、「第7章　実際の診療手順」のうち、「（2）正式な1回目の診療の手順」の「E．日常生活上のアドバイス」（p54）を参照されたい。

E.【あなたの禁煙を応援してくれる方にお見せください】

　患者の周囲の人間に向けた、励ましの方法ややってはいけないことなどをまとめた文書である。禁煙を宣言する際、患者が家族や同僚に手渡すことができる。

　本資料を用いた具体的な指導方法については、「第7章　実際の診療手順」のうち、「（2）正式な1回目の診療の手順」の「E．日常生活上のアドバイス」（p54）を参照されたい。

4 開設の準備

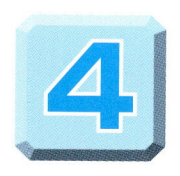

（1）治療枠の設定

A．専門外来枠の設定、予約制の設定

　禁煙治療は、一般診療の中で行うことも不可能ではないし、患者の利便性の観点からは随意の日時に受け付けるほうがよい面もある。しかし、初診や、禁煙が順調にいかなかったときの再診では、禁煙の障害となっている要因を明らかにして対策を立てる必要があるため、ある程度まとまった時間を確保できたほうがよい。後に待っている患者がいる状態では、患者も治療者も落ち着いて問題解決に当たることができず、禁煙の障害要因を克服できないままになるリスクが高い。可能であれば、少なくとも初診は予約制の専門外来枠で実施することが望ましい。

　ただし、次項目に示すように、医師以外の職種が禁煙治療に積極的に関わり面接指導を行う体制ができれば、この限りではない。

B．他職種との連携

　治療の方針を決定して禁煙補助薬の処方をすることは医師の仕事だが、それ以外の生活指導や服薬指導、心理的問題に対する相談などは、医師以外のスタッフが行ってもよい。看護師、薬剤師、心理職などの助力を得られれば、医師の面接時間を短縮することができ

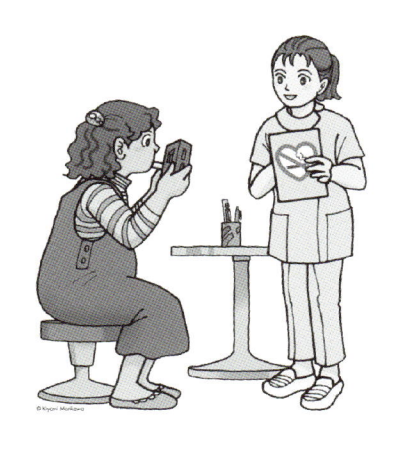

る。
　このような役割分担を行う際には、状況が許せば医師の診察室とは別に、患者のプライバシーを確保しながら面接ができる場所を確保しておくことが望ましい。

（2）広報

A．院内広報

　「第2章　禁煙保険治療の要件」（p4）で紹介した通り、ニコチン依存症管理料を算定する禁煙治療を行うためには、院内の見やすい場所にその旨を掲示しておく必要がある。また、関心を持った来院者に渡せる案内書を受付や外来に用意しておくのもよいだろう。

B．院外広報

　「禁煙外来」は、医療法施行令第5条11に認められている標榜診療科（内科、小児科など）に含まれていないため、標榜科としては医療機関の外看板に掲示することはできない。ただし、2001年の医療広告規制緩和によって、「乳幼児健診」「在宅医療」などと同様に「禁煙指導」の表示を院外広告することが認められている［厚生労働省, 2001］。
　厚生労働省が定める医療広告ガイドラインによれば、インターネット上のホームページは医療広告に含まれない（表4−1）。したがって、医療機関のホームページに「禁煙外来」と記述して詳細な案内を掲示することは問題ない。
　また、インターネット上の禁煙外来のリストに登録すると患者が集まりやすい。禁煙補助薬メーカー、学会、地方自治体などで禁煙外来リストのホームページを作成している（表4−2）。

表4-1　通常、医療に関する広告とは見なされないものの具体例

- 学術論文、学術発表等
- 新聞や雑誌等での記事
- 体験談、手記等
- 院内掲示、院内で配布するパンフレット等
- 患者等からの申し出に応じて送付するパンフレットやEメール
- 医療機関の職員応募に関する広告
- インターネット上のホームページ

厚生労働省：医業若しくは歯科医業又は病院若しくは診療所に関して広告し得る事項等及び広告適正化のための指導等に関する指針（医療広告ガイドライン；2013年改定）

表4-2　インターネット上の禁煙外来リスト

管理者	サイト名	URL	登録方法
ノバルティスファーマ	いい禁煙	http://www.e-kinen.jp/	ウェブサイト経由
ファイザー	すぐ禁煙	http://www.sugu-kinen.jp/	医薬品情報提供者経由
日本禁煙学会	禁煙治療に保険が使える医療機関情報	http://www.nosmoke55.jp/	各地方厚生局都道府県事務所の資料より自動登録
神奈川県	神奈川のたばこ対策	http://www.pref.kanagawa.jp/cnt/f6955/	HPに記載されている各市町村担当部署に問い合わせ

2013年12月現在

5 治療スケジュール

（1）ニコチン依存症管理料を算定する診療

A．管理料算定は5回

　ニコチン依存症管理料の算定は、『禁煙治療のための標準手順書』［日本循環器学会 他, 2012］に、1回目（初診）、2回目（1回目の2週後）、3回目（1回目の4週後）、4回目（1回目の8週後）、5回目（1回目の12週後）の計5回と定められている（図5－1）。この日程で来院してもらい外来治療を行うことが、保険禁煙治療のルールになっている。大幅なスケジュール変更や回数の変更は認められないが、医療機関や患者の都合、あるいは祝日などの影響で、受診日を同じ曜日にすることが困難なこともあるので、数日～1週間程度の調整は問題ないと思われる。

　4回目（1回目の8週後）以前の時点で患者の自信が高まって、禁煙補助薬を早期に中止したとしても、最終回までの通院が原則であるが、患者が途中で来なくなってしまう場合もあり、そのときにはその回までのニコチン依存症管理料の算定ができる。途中の回を抜かして最終回近くの治療だけを行うような保険請求が認められるかどうかは一定の見解が出ていないが、返戻される可能性もある。

　医学的な見地からみても、3か月間の通院がルールであることを理由に通院継続を患者に勧めたほうがよい。治療初期に首尾よく禁煙を開始できた患者であっても、その後に何らかのきっかけで再喫煙に陥る可能性は低くない。通院が継続されていれば、再喫煙の予兆をとらえて対処したり、数本までの再喫煙（Lapse）が連続した再喫煙状態（Relapse）に移行するのを防いだりすることができる。

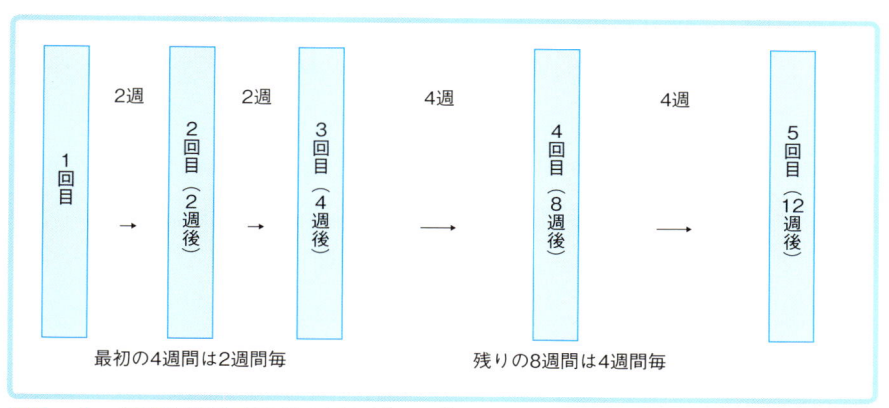

図5-1　禁煙保険治療の基本スケジュール
『禁煙治療のための標準手順書 第5版』より

B．禁煙補助薬の処方

①処方の方法

　ニコチンパッチ（販売名ニコチネルTTS）とバレニクリン（販売名チャンピックス）の2種類が、医療用禁煙補助薬として使用可能である。ニコチン依存症管理料の算定に伴い処方された場合に保険が適用される。すなわち、施設基準を満たした医療機関が対象患者に対して処方する場合のみ、保険での処方ができる。

　1回目の12週後の診療（ニコチン依存症管理料5回目算定時）は、保険での診療の終了を意味するので、その日には禁煙補助薬の処方を行うことができない。

　院外処方の場合は処方せん備考欄に「ニコチン依存症管理料算定に伴う処方」と記載する必要がある。手書き処方せんを発行する医療機関は、ゴム印を作っておくとよいかもしれない。院外処方せんにこの記載がない場合は、自由診療にともなう処方として扱われ、院外処方薬局で患者が薬剤費の全額を請求される可能性がある。記入漏れがないように各医療機関で工夫されたい。

②ニコチネルTTSの処方スケジュール

　ニコチネルTTSは、30を4週間、20を2週間、10を2週間（合計

8週間）使用するのが標準である（表5－1）。添付文書に「10週間を超えて継続投与しないこと」と記されているので、逆に言えば10週間までは保険で処方することに問題はない。また、30、20、10を4週間、2週間、2週間使用するのは、添付文書上「通常」とされているだけなので、継続使用可能な10週間にそれぞれをどのような期間で使用するかに制限はない。すなわち、10週間ずっとニコチネルTTS30を使い続けてもかまわないはずである。ただし、標準的使用法を逸脱する場合には、保険請求時に理由を詳記したほうがよいだろう。

表5－1　ニコチネルTTSとチャンピックスの標準的使用スケジュール

ニコチネルTTS		チャンピックス	
日程	用量	日程	用量
1日目から禁煙開始		1～3日目	0.5mg×1回
		4～7日目	0.5mg×2回
1～28日目（1～4週目）	30×1枚	8日目から禁煙開始	
29～42日目（5～6週目）	20×1枚	8～84日目（2～12週目）	1mg×2回
43～56日目（7～8週目）	10×1枚		
57～84日目（9～12週目）	処方なし		

③チャンピックスの処方スケジュール

　チャンピックスは、標準では0.5mg錠1錠×1日1回を3日間、0.5mg錠1錠×1日2回を4日間処方して、8日目から維持量である1mg錠1錠×1日2回の処方になる（表5－1）。維持量の処方を11週間（初期量の処方と合計して12週間）続け、保険治療が終了になる。

標準で12週間（禁煙開始から11週間）の投与が終了した時点で禁煙が継続している場合には、長期の禁煙維持率を上げるために、さらに12週間の追加使用（1mg錠1錠を1日2回）を行う用法が添付文書に記述してあるが、この追加処方分は保険適用にならない。その他使用方法の詳細については、本書「第8章　禁煙補助薬の基礎知識」（p77）を参考にされたい。

④併用と切り替え
　ニコチン製剤とバレニクリンの併用は、

・バレニクリンがニコチンと拮抗するためニコチン置換療法の効果が期待しにくい
・ニコチン製剤使用時にバレニクリンを併用すると嘔気、嘔吐、頭痛などの症状が増加した

との理由から認められていない。チャンピックスの添付文書には「原則として他の禁煙補助薬と併用しないこと」と記載されている。
　どちらかを用いて治療開始した後に、副作用などの理由でもう一方に変更することは問題ない。ニコチネルTTSは標準で8週間、最長で10週間処方可能、チャンピックスは12週間の処方が標準かつ最長である。それぞれの処方期間が定められた最長期間を超えず、なおかつ全体としての処方期間が12週間の治療期間に収まっている必要がある。たとえば、最初の4週間にチャンピックスを使用し、4週後の再診で副作用のためにニコチネルTTSに切り替えたとすると、その後ニコチネルTTSを処方できる最長期間は10週間ではなく8週間ということになる。もしやむを得ない切り替えなどによって2剤の処方期間に重複が生じるようなときは、診療報酬請求時に事情を詳記するとよいかもしれない。

⑤処方のない診療

　ニコチン依存症管理料算定が保険処方の必要条件なのであって、保険処方が管理料算定の条件ではない。処方がなくてもニコチン依存症管理料を算定することができる。標準的なニコチネルTTSの使用だと、1回目の8週後の再診（管理料4回目算定時）では処方しないことになるが、管理料の算定は行う。また、禁煙補助薬の副作用などで標準的処方期間以前に使用を中断したり、最初から禁煙補助薬を使用しない合意の元に禁煙治療を開始したりする患者もありうる。この場合も、処方とは無関係にニコチン依存症管理料の算定を行ってよい。

　しかしながら、禁煙補助薬の処方を行わなかった診療回のニコチン依存症管理料算定が返戻されるケースが散見されるので、請求時に、処方を行わなかった理由や、薬物療法以外の治療内容を付記するとよいだろう。

　なお、『禁煙治療のための標準手順書』［日本循環器学会 他, 2012］には、一般用医薬品であるニコチンガムを用いて禁煙治療を行う選択肢が記述されている。このような場合には、当然のことながら、ニコチン依存症管理料を算定したとしても処方を行わないことになる。

（2）ニコチン依存症管理料を算定しない追加の診療

A．治療開始前の予備面接

①予備面接とは

　「予備面接」とは、カウンセリングにおいて、正式な治療プログラムの前に、患者の基本的な情報を把握するとともに、治療をどのように進めていくかなどを話し合う面接のことで、「受理面接」「インテーク面接」などとも呼ばれる。

　禁煙治療の初回では、治療プログラムの説明と同意、患者状況の把握、動機づけ、禁煙補助薬の説明など実施する事項が多い。正式な初

回治療より先に予備面接の診療回を設けて、治療プログラムの説明と同意など一部の事項をあらかじめ実施しておくと、正式な初回治療における患者・治療者双方の負担を減らすことができる。予約制の禁煙外来では、受診の希望があった場合にまずこの予備面接の診療を受けてもらい、プログラム同意の後に、正式な初回治療の予約をしてもらうことになる。

予備面接において実際に行うことの詳細は、「第7章　実際の診療手順」の「（1）予備面接の手順」（p43）を参照されたい。

②予備面接の料金設定

予備面接は、ニコチン依存症管理料を算定しない保険診療として行うか、自由診療として行うかの選択肢がある。

患者が、喫煙によって病態が悪化するような何らかの疾患（例：気管支炎、胃炎）を持っているか、持っている疑いがある場合には、それら疾患の保険診療として予備面接をすることに矛盾はない。禁煙治療のために用いる「ニコチン依存症」という病名以外にそれらの病名を挙げ、保険での禁煙治療に先行してこのような予備面接を行うことが可能である。当然ながら、管理料算定開始前の予備面接回には保険での禁煙補助薬の処方はできない。

自由診療として行う場合には、かける時間や担当するスタッフなどを勘案して、医療機関が自由に料金を設定できる。無料で実施することも選択肢の一つである。事務職員などが料金や日程の説明を行うことも一種の予備面接と見なすことができるが、そのような場合には無料とするのが適切かもしれない。自由診療の料金設定については、本章「（4）自由診療」（p41）の項目も参照されたい。

B．臨時再診

①不測の状況に対する臨時再診

前述のニコチン依存症管理料を算定する5回の診療以外に、再診料などのみを算定する臨時再診を行うことが可能である。禁煙補助薬の

副作用や患者の不安状態などに対して、次回診療予定日前でも対応を迫られる場合があるが、そのような場合には、ニコチン依存症管理料を算定せず、再診料などのみを算定する診療を行えばよい。
　禁煙補助薬の副作用に対して臨時再診を行う場合には、ニコチン依存症管理料を算定せずに新たな処方を行う必要に迫られる場合もある。すなわち、ニコチネルTTSの使用が困難になってチャンピックスの処方に変更する場合、あるいはその逆の場合である。臨時再診時に行われた新たな禁煙補助薬処方が、レセプト返戻されたという事例は報告されていないが、念のため請求時に症状詳記は添付しておいたほうがよいだろう。
　副作用をふくめ不測の状況への対応として、電話再診の枠組みも利用可能である。治療者が負担を感じずに対応できる時間帯（例：平日16～18時）と長さ（例：5分以内）を設定し、来院しての再診と同額の再診料がかかることとともに患者に伝えておくとよい。電話再診を求める電話があったときには、本人確認および再度料金の確認をしてから緊急性の評価と応急的なアドバイスのみを行い、早期の臨時再診を指示する。電話で一般診療と同じ会話を行おうとするのは、治療者と患者双方にとって危険なので避けたほうがよい。

②禁煙達成のスモールステップとしての臨時再診

　禁煙開始を困難に感じる患者に対して、短い目標を設定してスタートを容易にする指導法がある。たとえば、ニコチン依存症管理料算定回の再診において禁煙が開始されておらず、次回来院日である2週後または4週後までの禁煙にまったく自信を持てないと訴える場合、1～数日後に臨時再診日を設定して、患者には「先のことは考えず、とにかく3日間禁煙して来院してください」あるいは「今から禁煙を再開して、とりあえず明日の外来まで吸わずにいることを目標にしましょう」などと指導するのである。
　目標が手近になると自信度が上昇し、目標は達成されやすくなる。小さな達成はさらに自信度を上昇させるため、設定した再診日に来院した患者に対して、さらに1～数日後の臨時再診日を設定するという

診療を繰り返していけば、2〜4週毎の日程で診療を行うよりも禁煙成功の可能性が高まる。

このように、スモールステップに目標を設定して最終目標の達成を容易にする方法は、フェーディング法（Fading）と呼ばれる。

C．1回目の1週後の再診

米国医療品質局（AHRQ）ガイドライン［AHRQ(AHCPR), 2008］によれば、禁煙開始後1週間以内の介入が成功率を上昇させる。ニコチンパッチなどを使用して1回目後すぐに禁煙を開始する場合、2週後を待たずに1回目の1週後に2回目の診療を行い、順調なスタートが切れているかどうかを確認することが望ましい。

バレニクリンを用いて禁煙する場合には、禁煙開始が服薬開始から1週後になるが、1回目の1週後に再診の機会を設ければ、1回目でバレニクリンの使用法説明、1回目の再診で禁煙開始にあたっての生活指導というふうに、そのときどきに必要な情報を整理して患者に提供することができる。

このような診療は、管理料を算定しない再診として保険請求して、現在のところレセプト返戻はされていないようである。

なお、診療として扱うことはできないが、禁煙開始数日後〜1週間後に患者に電話をかけ、予定通りに禁煙が開始できたかどうかを確認することで、禁煙成功者を増やしている医療機関もある。何らかの理由で禁煙が開始できていないことが電話で判明すれば、予定よりも早期の受診を促すことで、治療脱落を防ぐことができる。ただし、医療機関から電話をかけるようにする場合には、プライバシー保持の観点から、あらかじめその旨を患者に伝え同意を得ておくことが望ましい。

D．1回目の6週後と10週後の再診

もともとの保険禁煙治療のスケジュールでは、1回目の4週後の診療（ニコチン依存症管理料3回目算定時）以降の診療間隔は4週間毎になる。診

療間隔が開くと、その間に再喫煙に陥ってしまった患者がそのまま来院しなくなるリスクが高まる。本委員会は、1回目の6週後と10週後にニコチン依存症管理料を算定しない診療日を設定して、診療間隔がおよそ2週間以内になるように治療日程の設定を行うことを推奨する。

　本書で推奨する、予備面接、正式な1回目の1週後（2回目）、6週後（5回目）、10週後（7回目）の診療を加え、合計で9回とした治療スケジュールを図5-2に示す。図のうち※印が本来の診療回で、ニコチン依存症管理料を算定できる。もちろん、もともとの保険禁煙治療のスケジュールに従うことも選択肢の1つであるので、各医療機関の事情に合わせて、適切なプログラムを設定すればよい。

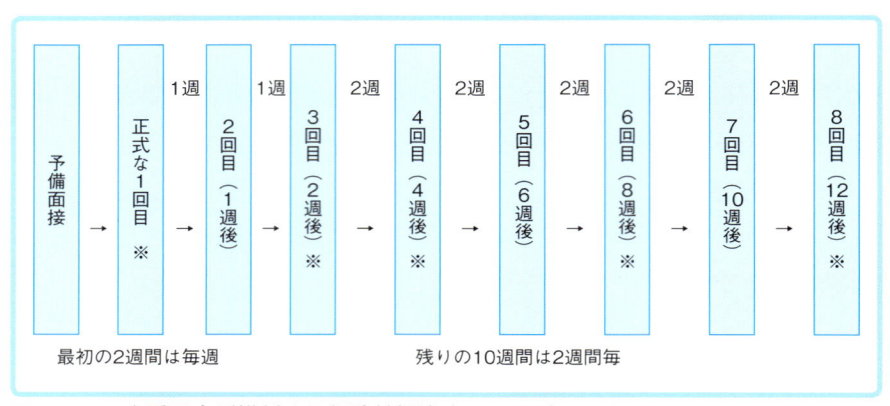

図5-2　本委員会が推奨する保険禁煙治療のスケジュール
※はニコチン依存症管理料算定回

①保険請求上の扱い

　保険請求上の扱いについては、前項目の「1回目の1週後の再診」と同じで、管理料を算定しない再診として扱えばよい。ちなみに、2008年3月にチャンピックスが薬価収載されたおり、新規医薬品の最大処方日数が2週間であったため、禁煙治療においてチャンピックスを選択する場合、1回目の6週後と10週後に管理料を算定しない再診をはさむことが、『禁煙治療のための標準手順書（第3版）』に明記されていた。現在の標準手順書（第5版）では、上記の処方制限がなくなったため6週後と10週後の受診は記述されていないが、過去の手順

書において正式に定められていた再診であるから、現在行っても保険診療のルールに抵触することはないと思われる。実際、このような再診を現在も実施している医療機関は複数あるが、今のところ返戻されていないようである。

②当該日における禁煙補助薬の処方

　保険診療のルールとして、禁煙補助薬の処方はニコチン依存症管理料算定に伴う場合にのみ保険適用になるとされている。ニコチン依存症管理料を算定している３か月の期間内の処方はすべて保険適用になるという解釈も成り立つが、管理料を算定する日の処方しか保険適用にならないという解釈も成り立つ。前述の2008年時の標準手順書で許容されていたという状況もあるし、これまでのところ、１回目の６週後や10週後の日の処方がレセプト返戻されたという話は聞かれないので、禁煙補助薬の処方は柔軟性を持って考えてよいと思われる。

　ただし、

・来院予定日の誤差によって当該月に６週後（または10週後）の診療のみが行われるような場合
・月の前半に６週後（または10週後）の診療を行ったのちに、同月の８週後（または12週後）の診療予定日に患者が現れなかった場合

の２の場合には、該当月にまったくニコチン依存症管理料の算定をせず、保険での処方のみを行ってしまうことになるので、注意が必要である。安全を期すのであれば、管理料算定回にのみ処方を行うようにしたほうがよい。

（3）入院患者の禁煙治療

A．禁煙治療開始後の入院

　禁煙治療を開始した患者が別疾患で入院した場合、入院後も保険での禁煙補助薬処方継続が可能である。ただし、

・外来でニコチン依存症管理料を算定する禁煙治療を開始していること
・入院先の医療機関がニコチン依存症管理料算定の届出を行っていること

の2点が要件である。
　入院中の期間は、ニコチン依存症管理料の算定期間である12週間には含まれず、退院後は外来での禁煙治療を再開できる。しかし入院がなかった場合の日程から大幅にずれが生じる場合には、請求時に詳記が必要だろう。
　入院中の禁煙補助薬処方は、診療報酬明細書の摘要欄に「外来においてニコチン依存症管理料を算定する患者に対し、禁煙治療を継続するために処方した」と記載することが必要である。

B．入院患者への禁煙補助薬処方

　もともと入院している患者に、保険での禁煙治療を行うことはできないことになっている。しかし、患者に十分な説明をして合意を得た上で、ニコチンパッチを処方して、その薬剤費を患者に自費請求することは、2005年（平成17年）の厚生労働省通知「療養の給付と直接関係ないサービス等の取扱いについて」において、予防接種、散髪代、診断書作成料などと同等で混合診療には該当しないと明記されている［厚生労働省保険局医療課長通知, 2005］。ただし、患者に料金などについて明確かつ丁寧な説明を行い、文書での同意を得る必要がある。
　この扱いは、入院と同時に禁煙を開始する患者に有効であるかもしれない。禁煙の保険診療とは別の枠組みとなるので、医療機関が禁煙治療の施

設基準を満たしていなくても、患者が禁煙治療の要件を満たしていなくても問題ない。

　厚生労働省通知で明記されているのは、「医療行為ではあるが治療中の疾病又は負傷に対するものではないものに係る費用」としての下記3点である。

・インフルエンザ等の予防接種
・美容整形（しみとり等）
・ニコチン貼付剤の処方　　等

バレニクリンについての記載はないが、ニコチンパッチとバレニクリンが同等の位置づけの医薬品であることを考慮すれば、「ニコチン貼付剤の処方　等」にバレニクリンの処方を含めても問題ないものと思われる。

　なお、2014年の診療報酬改訂において、入院患者に対する禁煙治療開始の緩和が検討されている（2013年12月現在）

6 算定方法と結果報告

（1）算定方法

　保険診療での禁煙治療を行う場合には、表6-1に示される診療報酬の算定が可能である。ニコチン依存症管理料を算定した場合には、診療報酬明細の摘要欄に管理料1回目を算定した日付を記載する。

（2）予約料

　健康保険法には、患者の選定によって発生する選定療養費が規定されている。選定療養費には表6-2のような差額ベッド代、時間外診療代などとともに、予約制外来の予約料が含まれ、保険算定と同時に医療機関が適切な料金を患者から徴収しても、法律上禁止されている混合診療には該当しない［厚生労働省, 2006］。禁煙外来を予約制で行う場合には、保険での禁煙治療の保険算定を行いつつ、予約料を別途設定することが可能である。予約料を設定して徴収することにより、予約日に来院する動機が高まる（通院が中断するリスクが低下する）可能性がある。

　選定療養の料金を定めた場合や変更した場合、社会保険事務局への届出が必要で、毎年7月には状況を報告する必要がある。選定療養の内容と費用については、院内の見やすい場所に掲示をするとともに、患者に説明し同意を得ることが必要である（表6-3）。また、支払われた費用に対しての領収書の発行が義務づけられている。

　予約料の金額は、医療機関が自由に設定できる。2013年の厚生労働省調査によれば、（禁煙外来だけでなく）選定療養費として予約料を設定している全医療機関の平均金額は1,784円であったという［厚生労働省, 2013］。

表6-1 禁煙治療の保険算定

青字は本委員会が推奨する日程に基づいた治療を行う場合に算定される（予備面接、1回目の1、6、10週後の再診を含む）

	院内処方の場合	院外処方の場合
保険での予備面接（別疾患の保険診療として実施）	・初診料	・初診料
1回目	・初診料（保険での予備面接無の場合） ・再診料（保険での予備面接有の場合） ・外来管理加算（保険での予備面接有の場合） ・ニコチン依存症管理料：230点 ・処方料 ・調剤技術管理料/月 ・薬剤情報提供料/月 ・薬剤費	・初診料（保険での予備面接無の場合） ・再診料（保険での予備面接有の場合） ・外来管理加算（保険での予備面接有の場合） ・ニコチン依存症管理料：230点 ・院外処方料
ニコチン依存症管理料を算定する再診（1回目の2、4、8週後）	・再診料 ・外来管理加算 ・ニコチン依存症管理料：184点 ・処方料 ・調剤技術管理料/月 ・薬剤情報提供料/月 ・薬剤費	・再診料 ・外来管理加算 ・ニコチン依存症管理料：184点 ・院外処方料
ニコチン依存症管理料を算定する再診（1回目の12週後）	・再診料 ・外来管理加算 ・ニコチン依存症管理料：180点	・再診料 ・外来管理加算 ・ニコチン依存症管理料：180点
ニコチン依存症管理料を算定しない再診（1回目の1、6、10週後およびその他の臨時再診）	・再診料 ・外来管理加算	・再診料 ・外来管理加算

表6-2 主な選定療養

［厚生労働省, 2006］

・特別な療養環境（差額ベッド）
・200床以上の病院の初診（診療情報提供書を持参しない場合）
・予約診療における予約料
・制限回数を超えるリハビリなど
・時間外診療

表6-3　選定療養の取り扱い規定

厚生労働省HP（先進医療の概要について）より

医療機関における掲示	院内の見やすい場所に、選定療養の内容と費用等について掲示をし、患者が選択しやすいようにする
患者の同意	事前に治療内容や負担金額等を患者に説明し、同意を得る
領収書の発行	各費用について領収書を発行する

（3）結果報告

　毎年7月、社会保険事務局に保険禁煙治療の結果を報告することが義務づけられている。報告する内容は下記である。

---

①前年4月～当年3月にニコチン依存症管理料（初回）を算定した人数
②そのうち、3か月間の禁煙治療を終了した人数
③そのうち、禁煙に成功した人数（最終回を含む4週間以上1本も喫煙していない）
④3か月の治療を中止したが、中止時に禁煙していた人数
・喫煙をやめたものの割合＝（③＋④）／①

これを所定の用紙（毎年社会保険事務局より送付されてくる）に記入して、提出する。記入例を図6-1に示す。禁煙の成功は、呼気一酸化炭素測定器を用いた検査によって判定することとされている。

　712医療機関を対象にした厚生労働省の調査によれば、1機関あたりの年間患者数は4.88人、3か月の治療を終了した割合は35.5％、そのうち禁煙成功者は78.5％、治療中断者中の禁煙していた者の割合は43.8％であった［厚生労働省, 2013］。

```
様式8の2
          ニコチン依存症管理料に係る報告書

                               報告年月日：25年7月15日
┌─────────────────────────────────┬───┬──────┐
│ 本管理料を算定した患者数          │ ① │  40 名│
│ （期間：24年4月～25年3月）        │   │      │
└─────────────────────────────────┴───┴──────┘

┌─────────────────────────────────┬───┬──────┐
│ ①のうち、当該機関後の6月末日までに12週間にわたる │ ② │  32 名│
│ 計5回の禁煙治療を終了した者       │   │      │
├─────────────────────────────────┼───┼──────┤
│ ②のうち、禁煙に成功した者         │ ③ │  18 名│
├─────────────────────────────────┼───┼──────┤
│ 5回の指導を最後まで行わずに治療を中止した者（①－ │ ④ │   3 名│
│ ②）のうち、中止時に禁煙していた者 │   │      │
└─────────────────────────────────┴───┴──────┘
         喫煙を止めたものの割合＝（③＋④）／①   52.5 %

［記載上の注意点］
 1 「本管理料を算定した患者数」欄は、ニコチン依存症管理量の初回点
   数を算定した患者数を計上すること。
 2 「②のうち、禁煙に成功した者」欄は、12週間にわたる計5回の禁
   煙治療の終了時点で、4週間以上の禁煙に成功している者を計上するこ
   と。
    なお、禁煙の成功を判断する際には、呼気一酸化炭素濃度測定器を用
   いて喫煙の有無を確認すること。
```

図6－1 「ニコチン依存症管理料算定に係る報告書」記入例
書式は変更されることがある
青字は記入の一例

（4）自由診療

A．自由診療設定の必要性

　施設基準を満たし保険での禁煙治療を行っている医療機関でも、そうでない医療機関でも、自由診療の料金や手順を決めておく必要がある。治療

を行おうとする患者が算定条件を満たしていない場合もあるし、たとえ満たしていたとしても、12週間の治療によって禁煙に至らず、患者の希望により自由診療へ切り替えての禁煙治療継続となる場合もある。

B．自由診療設定の方法

　自由診療の場合、指導料、薬剤費などは医療機関で自由に設定できる。保険算定時の10割負担として料金設定（初診料5,000〜6,000円、再診料2,000〜3,000円程度）を行うことも理にかなっているが、もう少し安い料金（初診料3,000円；再診料1,000円程度）としている医療機関も多い。かかわるスタッフの専門性やかける時間などを勘案して、患者にとっても治療者にとっても無理のない料金設定にすればよい。

　患者にとって、料金は高すぎてもハードルとなってしまうが、禁煙外来でそれなりの額を支払うことが禁煙の動機づけになるという側面もある。これは、障害があることによって行動の動機が高まる一般的な人間の性質（ロミオとジュリエット効果）による。

　多くの喫煙者は年間10万円以上のタバコ代を支出しており、自由診療での禁煙治療が不可能である場合は希である。「保険が使えなければ治療を受けられない」という訴えは、「そこまでして禁煙しようとは思わない」という意欲の問題であったり、「お金をかけて禁煙できなかったらおしまいだ」という不安の表れだったりする可能性もある。このような言葉の裏にある本心が、実はその人の禁煙を妨げている心理的な病態と直結している場合もあるので、自由診療では治療を受けられないと感じる理由を質問して明確化することが治療のスタートになるともいえる。

7 実際の診療手順

（1）予備面接の手順

　予備面接は、「第5章　治療スケジュール」の「（2）ニコチン依存症管理料を算定しない追加の診療」（p30）で解説したように、正式な治療プログラムの前に患者把握や方針相談のために行う面接のことである。正式な1回目の診療の前に予備面接回を設ける場合には、本項目の内容を実施する。予備面接回を設けない場合には、正式な1回目の診療日に同時に行う。その場合、正式な1回目の診療日に行う事項がやや多くなる。

　予備面接回に行うことの多くは看護師など医師以外のスタッフが行うことも可能である。また、保険適用の確認の一部（ブリンクマン指数、1年以内の治療歴）、既往歴の確認の一部（かかりつけ医からの診療情報提供要否）などについては、予備面接として受診を求める代わりに、問い合わせの電話においておおざっぱに実施してしまうという選択肢もある。

A．保険適用の確認

　【禁煙外来初診時問診票（1）】（巻末付録）に記入された内容を見て、保険診療の適用可否を確認する。確認する事項は以下である。無記入または不明瞭な項目があれば面接時に患者に尋ねる。

・ブリンクマン指数（1日本数×喫煙年数）が200以上
　　　　　　　　　　　　　　　問診票項目B（1）〜B（2）
・ただちに禁煙しようと考えている　問診票項目B（3）

> ・1年以内に保険での禁煙治療（初回）を受けていない
> 　　　　　　　　　　　　　　　　　　問診票項目B（4）
> ・TDS10項目のうち5項目以上が「はい」
> 　　　　　　　　　　　　　　　　　問診票項目C（1）～（10）

　ブリンクマン指数による制限は、2014年診療報酬改訂において若年層に限って緩和が検討されている（2013年12月現在）。

　タバコ依存スクリーニングテスト（TDS）(表2－1；p11)[川上憲人, 2006]が5項目以上「はい」であることからニコチン依存症の診断を行うのは、本来医師の責任で行う事項であるが、問診票の項目から簡便に判定ができるので、医師以外の職種が行って、医師が結果を確認するだけでも差し支えないと思われる。もし判定が難しい場合には、医師の判断を要する。TDSは自記式の質問票で、本来患者自身に記入してもらうことによって正確な判定ができるものであるが、文章の読解が困難な患者では、治療者が最小限の補足を加えつつ回答を得ることもやむを得ない。

B．既往歴の確認

　【禁煙外来初診時問診票（2）】（巻末付録）に記入された内容のうち、既往歴に関する事項（問診票項目D（1）～（2））について、かかりつけ医などからの情報提供が必要ないかどうかを確認する。もし情報提供が必要であれば、患者にその旨を伝えて、かかりつけ医から診療情報提供書をもらってくることを依頼する。

　精神科や心療内科に通院している患者で、禁煙によって一時的な精神症状の悪化が起こる可能性があると考えられる場合には、現在が禁煙治療に適した時期であるかどうかの判断を得るという意味でも、主治医からの診療情報提供を受けることが望ましい。なお、患者の許可を得ずにかかりつけ医と直接連絡を取るのは、両方の治療関係を破綻させる元となるので、緊急の場合を除いて控えるべきである。

　かかりつけ医から処方がなされているときには、禁煙によって薬の効果

が増強する可能性があることを念頭に置く必要がある。表7−1に示すような薬は喫煙によって効果が弱まる（禁煙によって強まる）ことが知られているので［Zevin S et al, 1999］、これらやこれらの類似薬を服用している場合には、禁煙によって薬の効果が強まるとどのような症状が出る可能

表7−1　喫煙によって効果が弱まる薬物
［Zevin S et al, 1999］

分類	薬物	機序	効果
	エタノール	胃排出遅延	吸収率と最高血中濃度低下
糖尿病治療	インスリン	皮下吸収遅延	喫煙者ではインスリン必要量増える可能性あり
抗精神病薬	クロルプロマジン		AUC減少（36%）、血中濃度減少（24%）
	ハロペリドール		クリアランス増加（44%）、血中濃度減少（70%）
	オランザピン	CYP1A2誘導	クリアランス増加（98%）
抗うつ薬	イミプラミン		血中濃度減少、臨床的効果なし
	フルボキサミン	CYP1A2誘導	AUC減少（44%）、血中濃度減少（47%）
鎮痛薬	コデイン	グルクロン酸抱合促進	AUC、血中半減期に影響なし
	カフェイン	CYP1A2誘導	クリアランス増加（56%）
気管支拡張薬	テオフィリン	CYP1A2誘導	クリアランス増加（58-100%）、半減期減少（63%）
抗不整脈薬	リドカイン	生物学的利用能の低下	AUC減少（200%）
	メキシレチン	酸化、グルクロン酸抱合促進	クリアランス増加（25%）、半減期減少（36%）
	フレカイニド		クリアランス増加（61%）、トラフ血中濃度低下（25%）
	プロプラノロール	酸化、グルクロン酸抱合促進	クリアランス増加（77%）
抗血栓薬	ヘパリン	機序不明	クリアランス増加、半減期減少
	ワルファリン		クリアランス増加（13%）、血中濃度減少（13%）

性があるかなどを患者に教えるとともに、診療情報提供書の返事の形で、かかりつけ医にも情報提供しておくとよい。インスリン、テオフィリン、ハロペリドール、フレカイニド、メキシレチン、リドカイン、ワルファリンなどは、治療域と中毒域が近接しているために、特に注意が必要である。

なお、喫煙によって薬物の血中濃度が低下する現象は、タバコ煙中の多環芳香族炭化水素が生体内の薬物代謝過程（CYP1A2作用、グルクロン酸抱合）を促進したり、タバコ煙中のニコチンが血流を低下させたりすることによって起こる。したがって、前者のメカニズムで減弱している薬物の効果は、ニコチンパッチを使用して体内にニコチンが存在する状態でも増強（回復）する可能性がある。

C．禁煙治療の説明と同意

①通院の約束

【禁煙治療の概要説明資料】（巻末付録）を用い、治療内容、禁煙補助薬、費用などについて説明を行う。保険診療のスケジュールついて十分に説明を行って、患者が保険での治療を希望するならば【禁煙外来初診時問診票（1）】の同意欄に署名を求める。保険診療であれ、自由診療であれ、合意に達したスケジュールで通院することについては、十分に確認を得ておく必要がある。

この際、同意署名を求めるのはあくまでも「通院の約束」であって、「禁煙の約束」ではないということを強調しておくべきである。

②保険診療か自由診療か

患者が保険診療の条件を満たしていなかったり、そもそも医療機関が登録されていなかったりすれば、選択肢は自由診療のみとなる。どのような通院間隔と期間で治療を行っていくかを話し合い、合意を形成しておく必要がある。期間の制限のない自由診療でも、めりはりをつけるために保険診療と同等の3か月間を目処として治療を開始するのも一法である。

保険診療の条件を満たしている患者であっても、禁煙困難が予想さ

れ、保険診療の日程に従わない濃厚な診療日程が好ましいと判断される場合などには、医師と患者で合意した上で敢えて自由診療を選択する場合もある。選択の目安を表7-2に示した。

表7-2 保険診療と自由診療の選択の目安

	保険診療を選択	自由診療を選択
絶対的要素		・医療機関が管理料の施設登録をしていない ・患者が算定要件を満たさない(例：過去1年以内の禁煙治療開始、スケジュールどおりの通院が困難)
相対的要素	・自費での出費が受診の開始や継続の妨げになると判断される ・保険診療の日程に従うことが禁煙の維持に役立つと判断される ・入院患者に保険での禁煙補助薬処方を行っている病院への入院が予定されている	・自費での出費が動機の強化につながると判断される ・保険診療の日程にとらわれない濃密な支援が必要と判断される

(2) 正式な1回目の診療の手順

　正式な1回目の診療は実施する事項が多く時間もかかるため、患者も不安を感じやすい。緊張を和らげるために、その日に実施する事項をアジェンダ（Agenda；取り組むべき課題）として最初に列挙し、予定終了時刻を示しておくとよい。紙にアジェンダを書き出して、実施するたびにチェックをつけながら面接を進めると、「いつ終わるんだろう」という患者の精神的負担が軽減されるとともに、治療者が実施すべき事項を忘れる事故も防げ、なおかつ時間の効率化も図れる。医療機関の実情に合わせ、あらかじめ一般的な流れをプリントアウトした用紙を準備し部分的に変更するようにすれば、患者ごとに毎回書き出す手間が省ける。
　正式な1回目の診療時に実施すべきアジェンダを表7-3に示す。アジェンダ1～3は、一部やすべてを予備面接や問い合わせの電話にてすで

に実施していれば省くことができる。そうでない場合には、すべてのアジェンダを正式な1回目の診療時に行う必要がある。

　バレニクリンを使用する場合、禁煙開始は服用開始から8日後になる。もし初回から1週間目の再診を行う場合には、アジェンダ8は禁煙開始直前となるその再診日に行ってもよい。

　これらアジェンダのうち、禁煙補助薬の処方以外は、看護師、薬剤師など医師以外のスタッフが行うこともできる。

表7-3　正式な1回目の診療時（および予備面接時）に実施すべきアジェンダ

1. 保険適用の確認
2. 既往歴の確認
3. 禁煙治療の説明と同意
（以上は、一部やすべてを予備面接や電話ですでに実施していれば不要）
4. 呼気一酸化炭素濃度測定
5. 喫煙状況などの確認
6. 禁煙開始にあたっての問題点明確化と対処法検討
7. 禁煙補助薬の選定と服薬指導、次回来院日の決定
8. 日常生活上のアドバイス
9. まとめ

A．呼気一酸化炭素濃度測定

　喫煙量の客観的評価と禁煙の動機づけを目的として、患者の呼気中に含まれる一酸化炭素の濃度を測定する。測定機器によって操作方法は異なるが、1～2度深呼吸してから、いっぱいに息を吸い込んで息を止め、一定時間が過ぎたら測定器に吹き込むというおおまかな手順は同じである。このようにして測定した呼気一酸化炭素濃度は、血液中に溶けこんでいる一酸化炭素の濃度に比例する（肺胞に入ったタバコ煙の一酸化炭素を測定しているわけではない）。

　測定値はppm（parts per million）の単位で表示され、気体においては100万分の1を基準とした体積比を示す。喫煙者の呼気を測定した場合の一酸化炭素濃度のppm値は、その喫煙者が1日に喫煙しているタバコの本数に近い数字になることが多い（例：1日20本で20ppm）。がまんして本数を減らしている喫煙者や、低ニコチンの銘柄に変えた喫煙者などでは、

1本のタバコを深く、根元まで吸う（代償性喫煙）傾向があるので、1日本数の値に比較した呼気一酸化炭素濃度値が高くなることが多い（例：1日20本で40ppm）。このような結果を共有することによって、節煙や銘柄変更が害の低減につながらないことを示すことができる。

B．喫煙状況などの確認

【禁煙外来初診時問診票（2）】（巻末付録）に記入された内容を見て、以下を確認する。

・ファガストローム式ニコチン依存度質問票（FTND）
問診票項目A（1）～（6）
・これまでの喫煙・禁煙状況　　問診票項目A（7）～（10）
・今回の禁煙に対する気持ち　　問診票項目B（1）～（4）
・喫煙や禁煙に関係する人間関係　問診票項目B（5）～（6）
・加濃式社会的ニコチン依存度調査票（KTSND）
問診票項目C（1）～（10）

ファガストローム式ニコチン依存度質問票（Fagerstrom Test for Nicotine Dependence；FTND）（表7-4）はニコチンの身体的依存の度合いを評価する質問票である［Dijkstra A et al, 2002］。禁煙時の離脱症状の程度を予測する目安になる。10点が最大値で0～3点が軽度、4～6点が中等度、7～10点が重度とされる。この値が高い場合には、離脱症状を緩和する禁煙補助薬の使用がより考慮される。

加濃式社会的ニコチン依存度調査票（Kano Test for Social Nicotine Dependence；KTSND）（表7-5）は、ニコチンの心理的依存のうち、喫煙を美化、正当化、合理化し、またその害を否認する「認知の歪み」を評価することができる質問票である［吉井千春, 2006］。0～30点の値をとり、9点以下が指導にて目指すべき規準（ノルム）とされている。この値が高い患者には、単に禁煙補助薬を処方するだけでなく、喫煙に対する認識を変容させるような支援が必要である可能性が高い。

表7-4 ファガストローム式ニコチン依存度質問票（FTND）
[Dijkstra A et al, 2002]

1）あなたは、朝目覚めてから何分位で最初のタバコを吸いますか？	5分以内（3） 6-30分（2） 31-60分（1） 61分以後（0）
2）あなたが映画館や図書館など禁煙と決められている場所にいる時、タバコを吸うのをがまんすることが難しいと感じますか？	はい（1） いいえ（0）
3）あなたは1日のなかで、いつ吸うタバコがもっともやめにくいと思いますか？	目覚めの1本（1） その他（0）
4）あなたは1日何本吸いますか？	31本以上（3） 21-30本（2） 11-20本（1） 10本以下（0）
5）他の時間帯より起床後数時間に多く喫煙しますか？	はい（1） いいえ（0）
6）あなたはかぜで1日中寝ているような時にもタバコを吸いますか？	はい（1） いいえ（0）

0〜3点：軽度、4〜6点：中等度、7〜10点：重度

表7-5 加濃式社会的ニコチン依存度調査票（KTSND）
[吉井千春, 2006]

1. タバコを吸うこと自体が病気である 2. 喫煙には文化がある 3. タバコは嗜好品（しこうひん：味や刺激を楽しむ品）である 4. 喫煙する生活様式も尊重されてよい 5. 喫煙によって人生が豊かになる人もいる 6. タバコには効用（からだや精神に良い作用）がある 7. タバコにはストレスを解消する作用がある 8. タバコは喫煙者の頭の働きを高める 9. 医者はタバコの害を騒ぎすぎる 10. 灰皿が置かれている場所は、喫煙できる場所である

設問1：そう思う（0）、ややそう思う（1）、あまりそう思わない（2）、そう思わない（3）
設問2〜10：そう思う（3）、ややそう思う（2）、あまりそう思わない（1）、そう思わない（0）
規準値（指導や治療における目標値）：9点以下

C．禁煙開始にあたっての問題点明確化と対処法検討

　診療情報提供書、呼気一酸化炭素測定の結果、【禁煙外来初診時問診票（2）】の回答などを患者とともに検討して、患者が禁煙する上で困難にな

りうる要素、禁煙の助けになりそうな要素などを明らかにしていく。患者が禁煙の障害と感じている何らかの問題があれば、その問題の起こる状況を分析し、解決方法について話し合う。

　もし、禁煙治療を始めることに対する動機が十分でなかったり、有効であると思われる対処法の実施をかたくなに拒んだりする場合には、動機づけ面接法などを用いて面接を進行することが有効である。動機づけ面接法については、各種教材［ローゼングレン DB, 2013; 原井宏明, 2007］や、本書の続刊として発行が予定されている『第2巻　禁煙の動機づけ面接法』を参考にされたい。

　KTSNDが高いことで示される「タバコはストレスの解消になる」「軽いタバコは害が少ない」「本数を減らしていけば禁煙できる」などの誤った認知や知識に対しては、その誤りに気づけるよう質問や情報提供を行うのもよい。その際、患者の認知を変えることを強要するような説教や、患者の知識を論破するような挑戦的議論は望ましくない。質問や許可を得た上での情報提供によって、患者みずからが認知の誤りに気づけるように促すことが肝要である。そのような質問や情報提供がパッケージされた『リセット禁煙のすすめ』（書籍）［磯村毅, 2005］や『CD版リセット禁煙のすすめ』（音声教材）［磯村毅, 2006］などを副教材として購入してもらう（あるいは貸し出す）のも有効である。面接の形でリセット禁煙式面接を行うマニュアル［磯村毅, 2007］も発売されている。ランダム化されてない比較試験での結果であるが、禁煙外来の初回面接においてリセット禁煙式面接を行ったか否かによって、治療成功率には有意な差が現れないものの、治療成功者の9か月後の禁煙維持率に84.6％対28.6％（p=0.005）と大きな差がついたことが報告されている［加濃正人 他, 2012］。

D．禁煙補助薬の選択と服薬指導、次回来院日の決定

①薬剤の選択

　医療用医薬品としては、ニコチンパッチ（販売名ニコチネルTTS）とバレニクリン（販売名チャンピックス）の2剤のいずれかが選択可能である。2剤の同時使用はできない。【禁煙治療の概要説明資料】（巻

末付録）などを用い2剤の特徴を説明し選択させる。最終的には患者の選択に任せるのが望ましいが、使用禁忌や慎重投与については十分に確認を行う。ニコチンパッチは心血管系の疾患を有する患者に注意が必要で、バレニクリンは不安定な精神疾患を有する患者に注意が必要であるほか、バレニクリン服薬期間中は自動車などの運転ができないことが、薬剤選択に際して特に重要な2剤の違いである。各薬剤の禁忌要件、慎重投与要件の詳細については、「第8章　禁煙補助薬の基礎知識」（p77）を参照されたい。

　ニコチンパッチの場合は使用開始日から禁煙開始し、バレニクリンの場合は服用8日目から禁煙開始する。治療開始時に即日の禁煙を決意していたり、すでに数日間の禁煙を開始していたりするような患者では、服用後数日しないと薬効の表れないバレニクリンよりも、使用初日から十分な薬効の得られるニコチンパッチを使用するほうが理にかなっている。

　何らかの理由で上記2剤が使用できないときには、

・一般用医薬薬（ニコチンガム、ニコチンパッチ）を使う
・禁煙補助薬として未承認だが禁煙への効果が証明されている薬剤（ノルトリプチリン、クロニジン）を使う
・薬剤を使用しない

などの選択肢がある。前2者については「第8章　禁煙補助薬の基礎知識」（p77）を参照されたい。また、定期的に通院して禁煙について治療者と話をすること自体も禁煙を助ける効果が高いので、薬剤を使用せず禁煙治療を実施するのも選択肢である。

②処方と次回来院日の決定

　どちらを使用するかが決まったら、使用方法や使用上の注意点について説明を行い、処方を行う。各製薬会社が作成した説明用資料や、本書付録の【ニコチネルTTSを使用して禁煙する方へ】【チャンピックス錠を服用して禁煙する方へ】が利用可能である。

院外処方の場合は処方せん備考欄に「ニコチン依存症管理料算定に伴う処方」と記載することを忘れないようにする必要がある。この記載がない場合には、自由診療にともなう処方として扱われ、院外処方薬局で患者が薬剤費の全額を請求される可能性がある。

　服薬開始日と次回来院日を確認して、十分な日数の薬剤処方を行う。患者と相談の上で1週間分程度多めに処方しておくと、不可抗力によって予定日に来院できなくなっても安全である。

　ニコチネルTTS30を処方する場合、次回受診日が2週間後で、さらに1週間分を予備とするのであれば、実際の処方せん記載は下記のようになる。

```
ニコチネルTTS30    1日1枚    21日間
```

　チャンピックスの初回処方に関しては、副作用を軽減するための漸増法が取られるので、服薬が確実に行われるようにスタート用パックでの処方を行うとよい。スタート用パックは、服用初期14日間における毎日の錠剤が、日にちごとにパックされている薬剤のセットである。これに加えて予備の1週間分を同時に処方する場合、実際の処方せんでは下記の記載になる。

```
チャンピックス（0.5mg）  1錠×1日1回    （夕食後）   3日間
チャンピックス（0.5mg）  1錠×1日2回 （朝・夕食後）  4日間
チャンピックス（1mg）    1錠×1日2回 （朝・夕食後）  7日間
  （以上スタート用パック）
チャンピックス（1mg）    1錠×1日2回 （朝・夕食後）  7日間
```

　最初の3日間の「チャンピックス（0.5mg）1錠×1日1回」に関しては、いつ飲むかの決まりはないが、吐き気の副作用の出にくい夕食後に指定することを本委員会では推奨する。

今日からできるミニマム禁煙医療

各禁煙補助薬の作用機序、使用方法、使用上の注意などについては「第8章　禁煙補助薬の基礎知識」(p77) に解説した。

E．日常生活上のアドバイス

禁煙補助薬を使用したとしても、離脱症状を完全に消し去るわけにはいかないし、離脱症状とは別に心理的依存によって起こる喫煙欲求・喫煙衝動に対しては、患者の練習によって克服を目指す必要がある部分もある。禁煙に臨む場合の日常生活の一般的なポイントを、本書付録の【今日から始める禁煙生活ガイド】を利用して指導する。【今日から始める禁煙生活ガイド】に記されているポイントは下記13点である。

①行動的方略1：代償行動

喫煙衝動が起こったとき、喫煙行動の代わりに禁煙グッズ（歯ブラシ、氷など）、ストレッチ、シャワーなどで代償することである。喫煙衝動が継続する時間は一般的に数分程度なので、その間に喫煙行動を取れないように工夫すればよい。

②行動的方略2：刺激統制

少なくともしばらくは、喫煙に条件づけられている刺激（喫煙具、コーヒー、酒の席など）を避ける。これにより喫煙衝動が起こりにくくなる。また、タバコや喫煙具を処分してあれば、仮に喫煙衝動が起こったとしても喫煙するまでの準備（タバコや喫煙具を買いに行く）が必要であるために、実際の喫煙行動に至りにくい。同様の理由で、タスポカードも処分するよう勧める。

酒の席は、アルコールで気が大きくなる、周囲が喫煙している、タバコを勧められる、などの要因により再喫煙が起こりやすい。禁煙が順調にスタートできるまでは避けたほうが無難であろう。

③行動的方略3：周囲への宣言

家族や同僚の中で自分の禁煙を応援してくれる人に、禁煙の宣言を

しておくのも有効な方法である。これには次の3つの意義がある。

> ・再喫煙が宣言をひるがえすことになるという再喫煙の抑止効果
> ・短期間でも禁煙できればそれが宣言を一部達成しえたと感じる禁煙継続の強化効果
> ・家族や同僚からの具体的な支援

　周囲に宣言をする際に、本書巻末付録の【あなたの禁煙を応援してくれる方にお見せください】を手渡すと、周囲からの支援がより適切なものになる可能性がある。

　なお、患者と治療者の間で禁煙の約束をし、禁煙宣言書を患者に書かせるという指導法もあるが、本書ではそれを推奨しない。なぜならば、患者と治療者の間で取り交わされるべきなのは治療継続の約束であって、約束に基づいて行った治療によって患者が禁煙できるかどうかの第一義的責任は治療者にあると考えるからである。実利的にも、治療者と禁煙の約束をすることによって、喫煙してしまった患者が来院しにくくなるような事態が懸念される。

④行動的方略4：禁煙日記

　喫煙、禁煙状況、禁煙補助薬の使用状況などを日記として記録する方法である。禁煙開始前の記録は、自らの喫煙パターンを客観的に把握することができるし、禁煙開始後の記録は、開始前と比べたときの変化を実感して禁煙を継続するための励みとなる。治療期間中に何らかの問題状況が発生したときも、記録があれば面接の場で効率よく検討を行うことができる。

　禁煙日記の書式は、『禁煙治療のための標準手順書』［日本循環器学会 他, 2012］に添付されているほか、禁煙補助薬販売元でも配布している。

　代償行動と刺激統制などに代表される行動的方略は、具体的に行う

べきことがはっきりしており、患者がその日から実施できるという利点がある。反面、長期の実施は生活上の過大な支障をともなう場合もあるし（例：酒席に一生行けない）、また、喫煙の代わりになる代償行動は存在しないと患者が感じる場合もある。

　したがって行動的方略を多用して禁煙をスタートできた後には、永続的な効果が期待できる認知的方略（以下⑤〜⑪）に切り替えていくよう勧める必要がある。逆に言えば、刺激統制や代償行動を多用することで日常生活の支障が出るとしても、あくまでも一時的であって、いずれもっと確実な喫煙衝動への対処法に切り替えていくことができることを教えておくと、患者は禁煙初期の不都合を甘受しやすい。

⑤認知的方略1：離脱症状のとらえ方

　離脱症状（落ち着かない、眠くて困る、無気力、頭痛、肩こり、便秘などの症状）を「耐えられない」と認識する患者が多い。しかし実際には離脱症状は、危険のない単なる不都合な症状に過ぎない。風邪など発熱性の疾患が治癒して解熱するときの汗は、ベトベトして不都合ではあっても、病気が治る好ましい生体反応である。禁煙時の離脱症状も、この汗と同義で、ニコチン依存症が治癒する好ましい徴候に過ぎない。

　とすれば、離脱症状は禁煙補助薬などで軽減できれば越したことはないが、「耐えられない」という主張は誤っているということになる。苦痛であっても実際には生命に危険を及ぼさない離脱症状は、ちょうど、お化け屋敷の幽霊と同等である。

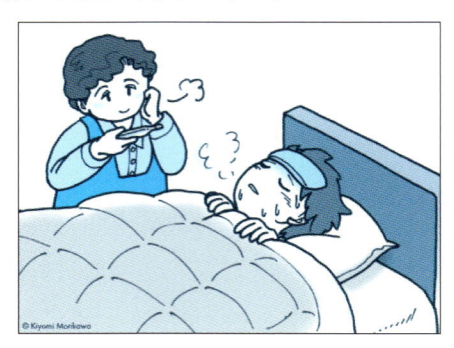

⑥認知的方略2：中間的評価

　禁煙が難しいと感じる患者の中には、ものごとの評価を0％か100％かの2つだけで行う傾向が強く、中間的評価が苦手な者がいる。たとえば、離脱症状で仕事の効率がすこしでも低下すると「何も仕事ができない」と認識したり、禁煙補助薬の効果が不十分だった場合に「この薬はまったく効かない」と評価したりすることがこれにあたる。発言の中に「何も」「まったく」「いつも」「みんな」「絶対」などが多く含まれる患者は注意が必要である。

　このような患者に中間的評価を促すためには、仕事の効率や薬の効果などをパーセンテージで数量的評価させることが有効である。数直線を紙に描いて、印をつける方法でもよい。そこから、禁煙に限らずさまざまな日常生活上のものごとに対して中間的評価を行う練習をするよう勧める。

⑦認知的方略3：意志の強さはむしろ有害

　「意志の強さ」とは、決めたことを変えないとか、自分のこだわりを捨てないとかという頑固さで表現される心理傾向で、禁煙の最大の障害である。禁煙した場合には、少なくとも一時的には、感情的に不安定になったり、仕事や人間関係に支障が生じたりする可能性が十分にある。そうなったときに、意志の強い人は「いつもと同じく感情をコントロールしなければならない」「禁煙する前と同じく仕事も人間関係もこなさなければならない」と思いがちである。この頑なさが大きな禁煙の障害になるわけである。禁煙を成功に導く重要なポイントは、長期的視野に立って優先されるべき課題を柔軟に選択し、その課題達成のため必要なさまざまな不都合を「あきらめる」ことだということを、患者に納得させる必要がある。

　簡単な禁煙を難しくしているのは、患者自身が定めた「禁煙の条件」であることがほとんどである。たとえばその条件には以下のようなものがある。

> - 離脱症状（イライラ、眠気）を避けて禁煙しなければならない
> - 体重増加を避けて禁煙しなければならない
> - 禁煙補助薬の副作用（吐き気、かぶれ）を避けて禁煙しなければならない
> - 対人関係の支障や仕事の能率低下を避けて禁煙しなければならない
> - 通院や出費を避けて禁煙しなければならない
> - 禁煙失敗を避けて禁煙しなければならない

　これら条件をつけることは、禁煙達成のための道にハードルを設置するようなものである。ハードルが1つ程度であれば、なんとか飛び越えていくことができる可能性もあるが、2つ3つにも積み重なれば、禁煙に至ることは不可能であるかもしれない。もちろん、これら条件の中で避けるべきとしていることを避けられることが望ましい。しかし、「避けたほうが望ましい」と認めた上で、「絶対に避けなければならないか」を再検討することで、ハードルは消失し、禁煙は一気に簡単になるのである。

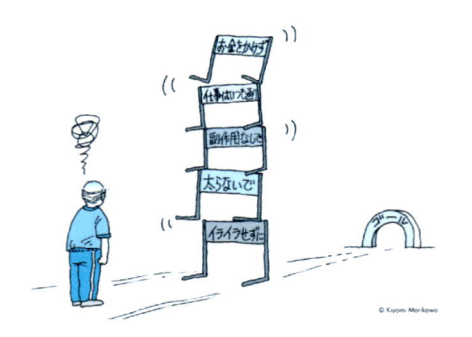

⑧認知的方略4：禁煙とは何か？

　禁煙することを、タバコを吸わない日を1日、1日と延ばしていくことだと認識している患者が多い。そのような患者は、吸ってしまって禁煙が途絶えると、「今までの苦労が無駄になった」と評価する。すなわち、禁煙をゴールのない綱渡りだと考えていて、綱から落ちれ

ばまた最初からやり直しだとイメージしているのである。

　治療者は、このような患者に対して、禁煙のゴールが設定できない矛盾を指摘するとともに、自分が禁煙できたと確信できたような人がどのような心境にあるのかを想像させながら、禁煙に対する別の定義を提案するとよい。それは、自転車に乗れるようにするように、技術を習得すればそれが禁煙であるという定義である。そもそも、禁煙は「吸わないこと」ではなく、さまざまな再喫煙誘発状況の中で「吸わなくても大丈夫になること」である。とすれば、そのために必要なのは、吸わないでいられるための技術なのである。

　再喫煙誘発状況（例：飲み会、仕事のトラブル、家庭内の問題など）に遭遇せず長期間禁煙を続けられたとしても、それは禁煙できたことにならない。あるいはもっと極端には、けがや重病で入院して長期間タバコが吸えなかった人がいたとしても、その人が禁煙できているか否かは退院するまでわからない。逆に、禁煙期間は短くても、大きな再喫煙誘発状況（例：大切な取引先に強く勧められた、失業、離婚など）に遭遇して、それを乗り越えることができたなら、禁煙は完成したと言えるかもしれない。

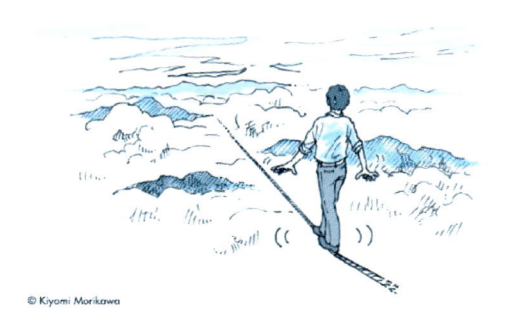

　自転車の練習をしている子どもが、練習の結果10mくらい走れた後、砂利に車輪を取られて転んでしまったとしたら、その子どもの練習は無駄だろうか？　そうではなく、まったく乗れなかった状態から10mも走れるようになったのだから、技術は上達している。転んでもまた起きて練習を続ければ、いずれ砂利道も安定して走れるようになるだろう。失敗を恐れて禁煙に踏み出すことに及び腰になる患者もいるが、それはちょうど転ぶのを恐れて自転車の練習をしない子どもと同じで

ある。禁煙を練習の過程ととらえ、失敗を恐れず積極的にチャレンジして、吸わないでいられる技術を磨くことが肝要である。

　ちなみに、禁煙とは、「タバコを吸わなくても大丈夫になること」である。自転車の練習に例えることもできるが、開始段階で自転車の練習と禁煙で大きく違うのは、練習開始前の子どもは自転車にはまだ乗れた経験がないが、すべての喫煙者はすでにタバコを吸わなくても大丈夫だった経験を持っているという点である。すなわち、どのような喫煙者であってもタバコを吸わないでいることができることが証明されているのである。

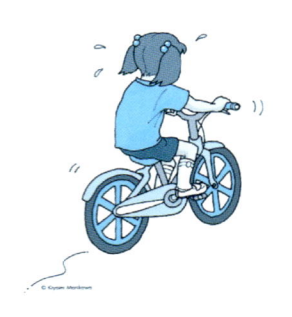

⑨認知的方略5：「吸わなかったらおしまいか？」を考える

　再喫煙の誘惑状況に遭遇したときに「吸ったらおしまいだ」と念じれば念じるほど頭の中がタバコのことでいっぱいになって、ついには本当に再喫煙してしまうという患者がいる。これは「吸ったらおしまいだ」と念じることによって、吸っている自分のイメージを増大させ、喫煙衝動を増幅させてしまった結果であるとも言える。

　このような場合には、イメージする内容を変えて「吸わなかったらおしまいか？」と、吸わなかった場合に起こる状況を時系列で具体的にシミュレートしてみるよう患者に勧めるとよい。具体的には表7－6のように、10分後、1時間後、1日後、1週間後、1か月後、1年後に起こりうる良いことと悪いことを考えていく。すると、どの経過においても（多少の不都合はあるにしても）破滅的なことは何も起こらず、今喫煙しなくても大丈夫であることが概観できる［Bishop F M,

2001;加濃正人,2013]。しかも、このようなシミュレートをしているときに浮かぶイメージは吸っていない自分であり、前述のようにタバコのイメージを増大させることがない。

表7-6　喫煙しなかった場合の時系列シミュレーション
[加濃正人,2013]

飲み会で同僚から勧められて、もし私が今タバコを吸わなかったならば‥‥		
期間	良いこと	悪いこと
10分後	がっかりしなくて済む	その同僚と気まずい感じになる
1時間後	少しうれしい気持ちになる	何となく浮いた感じになる
1日後	さわやかに仕事ができる	昨日のことは忘れている
1週間後	家族が喜んでくれる	特になし
1か月後	咳や痰が減り、肌の張りも出てくる	特になし
1年後	禁煙以外にも自分に自信がわいてきて、チャレンジしてみようと思えてくる	特になし

⑩認知的方略6：恐怖突入

　イライラするのが「つらい」と感じる要素の一部は、「イライラしてはいけない」という考えから起こる。イライラしてはいけないはずなのに、離脱症状などでイライラしてくるから、その葛藤からイライラは余計に強まってしまう。

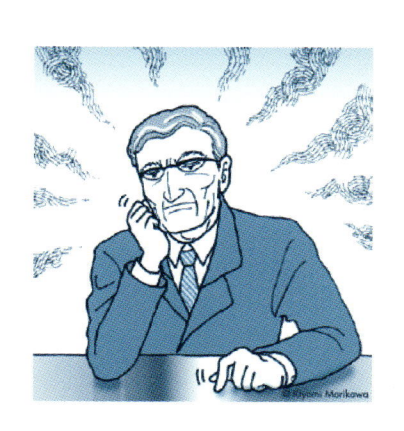

今日からできるミニマム禁煙医療 | 61

このようなときには、逆に「今日は思いきりイライラしてみよう。周りに当たり散らしてやろう」と開き直るのも有効である。そのように考えると、小さいイライラはあるにしても増幅されることがないので、不思議と当たり散らす気にならない。このように、自分が恐れている症状や気分を避けずにあえて体験して克服していく方法は「恐怖突入」と呼ばれている［北西憲二 他, 2005］。

⑪認知的方略7：事実本位の生活

　何らかの症状の発現を恐れ、恐怖を回避しようとして症状に注意を向け続けると、その症状は一般的に増幅する（精神交互作用）［北西憲二 他, 2005］。さらにはもともと発現していなかった症状ですら、発現するのではないかという予期不安から注意が集中して、実際に発現してしまうことがある。禁煙してしばらくしてから起こる喫煙衝動の多くは、精神交互作用によるところが大きい。すなわち、喫煙の記憶が想起されただけのときに、喫煙衝動に発展することを回避しようとするあまり、喫煙衝動に意識が集中して、本当に喫煙衝動が発現してしまうのである。

　このような状況の打破には、喫煙衝動への恐怖をあるがままに受け入れる思考の転換が必要である。喫煙衝動への恐怖は「生への欲求」の裏返しだから、回避しようとする必要はない。吸いたくても吸いたくなくても、吸わなければよいのは同じだし、吸わないでいることはできるのだから、自分に喫煙衝動があるかないかを確認しようとするのをやめればよい。実際に喫煙衝動が発生したとしても、それがいつまで続いているかを確認し続ける必要もない。喫煙衝動があろうとなかろうと、普段どおりの生活を普段どおり送っていけばよいだけなのである。なおこのことは、喫煙衝動や離脱症状だけでなく、嘔気など禁煙補助薬の不快な副作用に対してもあてはまる。

　気分がよいことを生活上の目的としているような生活を「気分本位の生活」と呼ぶ。症状や気分に注意が集中し、精神交互作用が起こりやすくなるとともに、症状や気分の悪化を恐れるあまり、その人本来の能力を活かせないこととなる。これに対して、その日の症状や気分

にとらわれず、自分が今何をすべきかだけを考えて送る生活を「事実本位の生活」と呼ぶ。その人本来の能力を活かしやすいとともに、精神交互作用もなく症状や気分も改善していく。気分本位の生活を送っている患者における禁煙治療のゴールは、禁煙のみならず人生全般において事実本位の生活に切り替えることであると言える［北西憲二, 2007］。

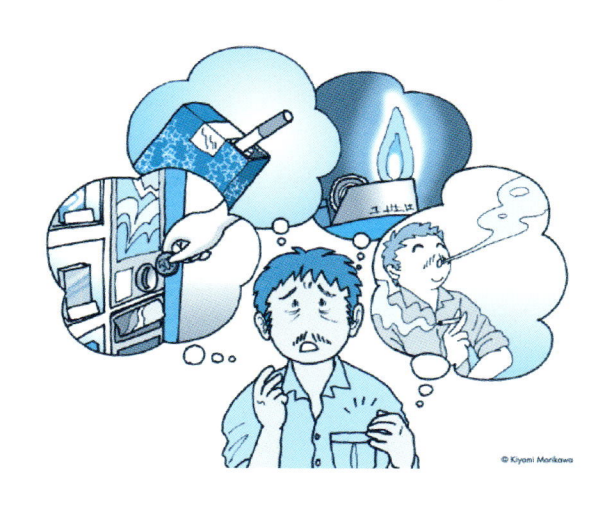

なお、⑩と⑪に解説している認知的方略6・7は、森田療法という心理療法の考え方に基づいている。森田療法では、症状に注意を集中したり、症状や気分をよくしたりしようとする努力を、症状や気分にとらわれる元凶だとして戒めている。したがって、離脱症状や喫煙衝動に目を向けがちな禁煙日記や、喫煙衝動を抑えるための代償行動や刺激統制は、森田療法的に考えれば問題解決を遅らせる要因ということになる。しかしながら、禁煙初期に禁煙日記、代償行動、刺激統制などが有効であることも事実であり、治療者はこれら矛盾する治療理論を、患者の状況に合わせて柔軟に使い分けていく必要がある。病期によって治療の方向性を正反対にすることは、ちょうど捻挫や骨折などの治療において、初期には冷却と安静を第一とし、炎症が軽減したら温熱と可動域訓練に切り替えることに似ている。

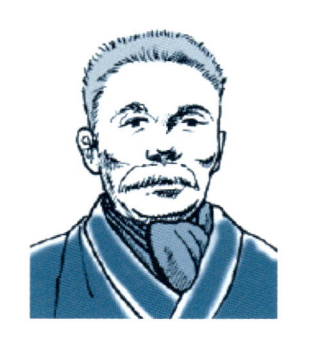

森田療法の創始者・森田正馬

⑫体重増加について

　禁煙と体重コントロールには共通した要素も多い。禁煙中に体重増加があったとしても、まず禁煙に専念したほうが、後に体重コントロールもうまくいきやすいことを説明する。実際、ここまでで説明した①〜⑪の喫煙衝動に対する方略は、ほとんどそのまま過食衝動に対しても応用できる。

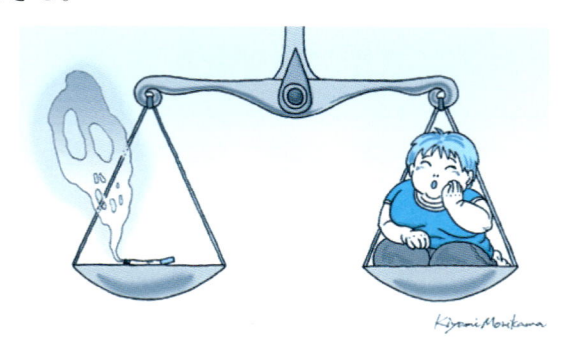

⑬その他

　禁煙後に、試しに1本だけ吸ってみて、その後連続的な再喫煙に戻ってしまうという例は多数ある。「吸ったらおしまい」と教示することは⑨に示した理由で好ましくないが、それでも、依存性薬物であるタバコを試しで吸うだけにしておくなどということは困難であることは、知らせておいたほうがよい。

　初回治療の指導だけで全員がうまくいくなら、禁煙外来など必要ない。禁煙が順調にスタートできなければ、次回にそのことを相談する

ことができるのだし、禁煙外来の役割はそこにこそあるのだということを伝える。

F．まとめ

最後に、実施したことを簡単におさらいするとともに、説明内容や薬の使用法に不明な点がなかったかどうかを確認して終了する。この時点では、禁煙の障害や不安に過度に意識を向けさせないほうがよいので、それらを確認する質問は最小限にする。むしろ「今日やったことの中で何が役に立ちそうですか？」「今日、これから帰ってまず何をしましょう？」というような、禁煙の自信度を上げたり、直後に行うべき具体的行動をイメージさせたりする質問をこころがけることが肝要である。

（3）2回目以降の手順

2回目以降では、1回目ほど実施する事項は多くない（表7－7）。しかし、禁煙が開始できていなかったり、再喫煙していたりする場合には、その対処の話し合いに時間がかかることもあり、患者の不安軽減のため、簡単ではあっても1回目同様にアジェンダを列記してから面接を開始することを推奨する。

表7－7　再診時に実施すべきアジェンダ

1．問診票の確認
2．呼気測定と禁煙（喫煙）状況の確認
3．禁煙継続（開始）にあたっての問題点明確化と対処法検討
4．禁煙補助薬の処方と次回来院日の決定
5．まとめ

A．問診票の確認

【禁煙外来再診時問診票】（本書付録）には、前回受診時からの喫煙状況、問題を記述する欄、加濃式社会的ニコチン依存度調査票（KTSND）（表7－5；p50）が収載されている。

①問題の把握

禁煙が順調に推移していれば、適度にそれを評価して継続を励ます。わざとらしく褒め称えるとかえって患者の否定的発言を引き起こすことがあるので、「すごい」「えらい」などの言葉はあまり使わず、患者が達成したことおよび努力したことや、治療者がよかったと思える気持ちをそのまま表現する程度がよい。たとえばそれは、「禁煙、スタートできましたね」「飲み会でも吸わないでいられたんですね」「来ていただけてうれしいです」などの表現になる。

問診票の記述欄に何らかの問題点が記載されていれば、それについて話し合う必要があるかどうかをともに検討する。禁煙がうまくいっていても、禁煙補助薬の副作用など問題が存在する可能性がある。もし時間をとって話し合うことが合意されれば、後に「禁煙継続（開始）にあたっての問題点明確化と対処法検討」のアジェンダとして実施することになる。

ここではまず、「何を話し合うか」の合意だけに留め、なし崩し的に話し合いそのものに移行しないことが重要である。治療者にとっても患者にとっても面接時間は限られているので、その時間を最大限有効に使うために、その診療回におけるもっとも重要な問題をきちんと選定してから、その検討に入る必要がある。複数の問題点が提起されたときには、優先順位や検討する順番について話し合う。一つの問題点について多大な時間を割いて検討したのち、残った問題がそれより深刻な問題だったというようなことを避けるためである。

②KTSND

禁煙が開始され、継続すると加濃式社会的ニコチン依存度調査票

（KTSND）の合計得点は徐々に低下してくることが多い。治療期間中にKTSND値が低下を示さなかったり、急に上昇してきたりすることがあったら、たとえ禁煙が続いていたとしても再喫煙またはその準備状態と見なして、禁煙必要性の認識などについて再評価と動機強化を行う必要がある。禁煙治療におけるKTSNDの意義は、悪性腫瘍の治療における腫瘍マーカーに例えることができる。

B．呼気測定と禁煙（喫煙）状況の確認

呼気一酸化炭素濃度は、禁煙開始2日程度で非喫煙者のレベルに低下する。非喫煙者のレベルをどう設定するかは機器によって若干異なっているが、たとえばピコプラススモーカーライザー（原田産業）では0～6ppm（若年者0～4ppm）とされている。禁煙開始前の値と比較し、患者に低下についての感想を尋ね、体からタバコ煙成分がなくなっていくことの認識を高めるとよい。

この値が異常に高かったら、喫煙状況について再度はっきりと尋ねる必要がある。呼気測定はウソ発見器による尋問として行うべきものではないので、喫煙状況の判定は、最終的には患者の申告も重んじながら治療者が総合的に判定すればよい。

「第3章　禁煙外来で使用する物品」の「（2）呼気一酸化炭素濃度測定器」（p14）の項目で解説したように、乳糖不耐症患者やα-グルコシダーゼ阻害薬服用者では測定値が高く出ることがある。また、家庭や職場で濃厚な受動喫煙を受けている患者も、曝露直後に来院すれば高めの一酸化炭素濃度値になることがある。

C．禁煙継続（開始）にあたっての問題点明確化と対処法検討

呼気測定や申告によって、禁煙開始ができていなかったり、再喫煙に陥っていたりしたことが判明しても、叱責することはせずに、受診に訪れたことを評価し、仕切り直しが可能なことを伝える。禁煙がうまくいかなかっ

た状況を尋ね、同じような状況で吸わないようにするためにはどうするかを相談する。「（2）正式な1回目の診療の手順」の「E．日常生活上のアドバイス」（p54）に紹介した、転倒しながら練習することで上達する自転車の練習に例えると、患者に伝えやすい。

比較的多い問題点は、下記のようなものである。

①特定の状況で喫煙してしまう

禁煙開始時に説明した日常生活上のアドバイスのうち、刺激統制と代償行動がしっかり実行されているかどうかを確認する必要がある。「タバコを捨てることができなかった」などの状況があれば、タバコを捨てる必要性や障害などについて十分に話し合い、患者自ら捨てると決めるよう動機づける。

たとえば「捨てるのがもったいない」という患者は、短期的な損と長期的な損の比較ができていない可能性がある。捨てることのメリット・デメリットと、捨てずにいることのメリット・デメリットを箇条書きにする作業を一緒に行うとよいかもしれない。

あるいは「そばにタバコがないと不安でたまらない」という患者は、具体的な状況でタバコがなかった場合に何が起こるかを質問して、その状況は人生の破滅というほどのことなのかどうかをじっくり検討するとよいかもしれない。

刺激統制や代償行動が実行されているにも関わらず再喫煙が発生するような場合には、「（2）正式な1回目の診療の手順」の「E．日常生活上のアドバイス」（p54）で紹介した認知的方略から適切なものを患者に教え、実践するよう動機づけるのが現実的な方法である。または、おなじく「（2）正式な1回目の診療の手順」の「C．禁煙開始にあたっての問題点明確化と対処法検討」（p50）で紹介した『リセット禁煙のすすめ』（書籍）［磯村毅, 2005］や『CD版リセット禁煙のすすめ』（音声教材）［磯村毅, 2006］などを使っていないのであれば、何らかの形で使うとよいだろう。

禁煙開始時にタバコを捨てることができても、喫煙衝動が起こるとタバコを買って吸ってしまうという患者には、その1本を吸っている

間に、残りの19本を箱ごと水に漬けて処分する方法を勧めるとよい。これは、特定の行動（喫煙）の後に嫌悪刺激（せっかく購入したものを捨てる）を随伴させることによって、その行動を減少させることができるという条件づけの原理に基づいた行動的方略である。同じ原理による行動抑制法としては、タバコを購入したときにかならずレジの募金箱に1000円以上を入れるという方法もある。この原理による指導を用いるときに注意すべきなのは、特定の行動（喫煙、タバコ購入）から時間を置かずに嫌悪刺激（廃棄、募金）を随伴させることである（60秒以内）。吸い終わってしばらくしてからタバコを廃棄しても、喫煙行動への抑制効果は低い。

②禁煙が開始できない

①と同様の対処法が考えられる。

それ以外では、まず1～数日の短い期間の禁煙目標を立て、それだけを目指して禁煙のスタートをしてもらうという方法がある（シェーピング法；Shaping）。具体的には、ニコチン依存症管理料を算定しない臨時再診を設定して、それまでの日数の禁煙に挑戦してもらう。あるいは、臨時再診を設定しないのであれば、次回来院時の1～数日前から改めて禁煙のスタートを切る（それまでは禁煙しない）よう勧めるのも一法である。

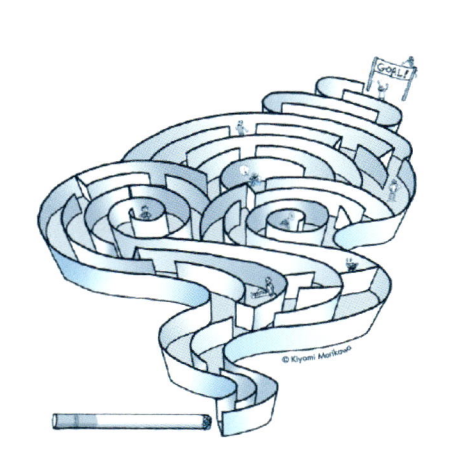

1日数本の節煙状態が続いているような患者は、迷路の袋小路で足踏みをしているようなものである。悪いパターンを破壊するために、まず喫煙本数を禁煙前の本数（例：1日20本）に戻し、そこから改めて禁煙の仕切り直しをするよう勧める方法も有効である。

③禁煙補助薬が効かない
　「禁煙補助薬の効果がない」と患者が訴える場合には、まずその使用状況を再確認して、使用法に誤りがないかどうかを確認することが必要である。バレニクリンを使用する場合、最初の1週間は通常量の喫煙を続けることを本書では推奨しているが、この時期に本数を減らしてしまうと、バレニクリンによるニコチン性アセチルコリンレセプターへの拮抗効果（いわゆるタバコがまずくなる効果）が感じにくくなる。

　禁煙補助薬全般に言えることとして、離脱症状を緩和する効果はあっても、禁煙後の喫煙欲求や喫煙衝動を完全に消す効果まではない。禁煙補助薬によってまったくタバコが吸いたくなくなるものと誤解している患者には、禁煙補助薬が自転車練習時の補助輪や空中ブランコの安全網のようなもので、薬で禁煙を「補助」しながら患者自身が禁煙の練習をするのだということを説明する必要がある。

　また、「（2）正式な1回目の診療の手順」の「E．日常生活上のアドバイス」（p54）にも述べたが、患者の中には、薬が「効く」か「効かない」かの「全か無の評価」をして、中間的評価が苦手な者もいる。ニコチンパッチでもバレニクリンでも、離脱症状を何割かは軽減しているはずであるが、完全にまたはほとんど感じられない程度まで消失していなければ、「効果はゼロ」と認識してしまうのである。このような患者では、薬の効果よりも、中間的評価ができないことのほうがはるかに重大な将来の禁煙の障害なので、治療期間を通じてものごとの中間的評価をする訓練を徹底的に行う必要があるかもしれない。

④自殺念慮が起こる
　禁煙時の離脱症状によって憂うつ気分が出現することはごく一般的

だが、その程度が強く自殺念慮が起こるようなときには緊急の対処が必要である。禁煙補助薬であるチャンピックスの添付文書には、基礎疾患として有している精神疾患の悪化、自殺念慮および自殺を含む精神症状の出現について警告がされている。しかし、自殺念慮はニコチネルTTS使用時でも、禁煙補助薬を使用しない禁煙治療でも起こりうるし、患者によっては禁煙治療開始前に起こることもある。

　特に表7-8に示すような危険因子を持つ患者の治療においては、常に自殺念慮が発生する可能性があることを念頭におき、患者観察を怠らないようにする必要がある［高橋祥友, 2006］。患者観察に際しては、患者が訴えたりほのめかしたりする自殺念慮に耳を傾け、行動の可能性や具体的準備の進行度をはっきり尋ねることが必要である。うつ症状が極期を過ぎ活動意欲が回復してきたように見えるとき、あるいは、それまでの苦悩の表情が消えて妙なすがすがしさを漂わせているときなども、危険度が高い場合がある。

　自殺念慮の程度がどのくらい深刻で、重症度に応じてどのような対

表7-8　自殺の危険因子
［高橋祥友, 2006］

1.	自殺企図歴	自殺企図はもっとも重要な危険因子 自殺企図の状況、方法、意図、周囲からの反応などを検討
2.	精神障害の既往	気分障害（うつ病）、統合失調症、パーソナリティ障害、アルコール依存症、薬物乱用
3.	サポート不足	未婚、離婚、配偶者との死別、職場での孤立
4.	性別	自殺既遂者：男＞女　　自殺未遂者：女＞男
5.	年齢	年齢が高くなるとともに自殺率も上昇
6.	喪失体験	経済的損失、地位の喪失、病気やけが、業績不振、予想外の失敗
7.	性格	未熟・依存的、衝動的、極端な完全主義、孤立・抑うつ的、反社会的
8.	他者の死の影響	精神的に重要なつながりのあった人が突然不幸な形で死亡
9.	事故傾性	事故を防ぐのに必要な措置を不注意にもとらない 慢性疾患への予防や医学的な助言を無視
10.	児童虐待	小児期の心理的・身体的・性的虐待

応（観察のみ、投薬、入院）を取る必要があるのかは、精神医学的な対処手段を持たない治療者では無意識のうちに過小評価してしまう可能性がある［下園壮太, 2002］ので、自殺念慮があれば、一刻も早く精神科医療に結びつけることが重要である。すでに精神科、心療内科に通院中の患者であれば主治医への受診を促せばよい。精神科や心療内科の受診に拒否感情があって通院していない患者の場合には、その拒否感情を否定せずに聞いてから、受診することのメリットとデメリットをともに検討し、動機づけるようにするようにするとよいだろう。

禁煙や禁煙治療は、一時休止して自殺念慮が軽減・消失してから再開するという選択肢もある。しかし、禁煙が途絶することによって自己嫌悪が増強する患者や、治療者から治療の中断を告げられることによって絶望に陥る患者もいるので、禁煙や禁煙治療の継続についても、メリットとデメリットを話し合って方針の決定をしたほうがよいだろう。

自殺念慮に対する初期対応の原則として、カナダの自殺予防グループが作成した「TALKの原則」（表7-9）［日本医師会編, 2008］と、高橋が提唱している対処法（表7-10）［高橋祥友, 2006］を示す。それぞれ詳細は出典を参照されたい。また、本書の続刊として発行が予定されている『第2巻　禁煙の動機づけ面接法』『第3巻　禁煙の認知行動療法』も、自殺念慮を有する患者への対応に役立つだろう。

表7-9　自殺の危険が高い人への「TALKの原則」
［日本医師会編, 2008］

Tell	あなたのことを心配しているということをはっきり言葉に出して伝えます。
Ask	自殺のことをうすうす感じているならば、はっきりその点について尋ねてください。真剣に対応するなら、それを話題にしても危険ではなく、むしろ自殺予防の第一歩になります。
Listen	傾聴です。絶望的な気持ちを真剣に聞きます。
Keep safe	危ないと思ったら、その人を決してひとりにしないで、安全を確保したうえで、必要な対処をします。危険だと考えられる人については、確実に精神科受診につなげてください。

表7-10 「自殺したい」と打ち明けられたら

[高橋祥友, 2006]

- 誰でもよいから打ち明けたのではない
- 患者は生と死の間を揺れ動いている
- 時間をかけて訴えに傾聴する
- 沈黙を共有してもよい
- 話を逸らさない
- 安易な激励をしない
- 批判をしない
- 世間一般の価値観を押しつけない
- 悩みを理解しようとする態度を伝える
- 十分に話を聴いた上で、他の選択肢を示す

D. 禁煙補助薬の処方と次回来院日の決定

　禁煙補助薬の継続に問題がなければ、次回受診日を確認して継続処方を行う。院外処方の場合は、処方せん備考欄に毎回「ニコチン依存症管理料算定に伴う処方」と記載することを忘れないようにする必要がある。

　ニコチネルTTSは、TTS30が4週間、TTS20が2週間、TTS10が2週間の合計8週間投与するのが標準だが、「第5章　治療スケジュール」のうち「（1）ニコチン依存症管理料を算定する診療」の「B.　禁煙補助薬の処方」（p27）で述べたとおり、保険治療でも連続して10週間を超えなければ投与期間や用量は医師の裁量で変更可能である。自由診療の場合にはもちろん処方期間の制限はない。

　チャンピックスは、スタート用パックとして処方した2週間分の後は、1mg錠×1日2回（朝・夕食後）を10週間投与する（スタート用パックと合わせ合計12週間）のが標準である。嘔気などの副作用が強い場合には、これより少ない維持量とすることもある。減薬も含め、各禁煙補助薬の副作用対策については、「第8章　禁煙補助薬の基礎知識」（p77）に解説した。

　副作用や禁煙開始困難などによっていずれかの禁煙補助薬の使用継続が不適切だと判断される場合には、保険治療で規定されている12週間の期間内で、もう一方の薬に切り替えることも可能である。たとえば、ニコチネルTTSで治療を開始したものの2週間後の再診で禁煙が開始できていない

とする。この場合、治療者と患者の相談によって、チャンピックスの治療に切り替えることも選択肢のひとつである。ただしこの場合、チャンピックスが使用できるのは残り治療期間の10週間だけになる。

　ニコチネルTTS、チャンピックスの両方が使用できない場合には、一般用医薬品や（適用があれば）禁煙補助薬としては未承認の薬（「第8章　禁煙補助薬の基礎知識」（p77）を参照）を使用する選択肢があるほか、その時点で禁煙がスタートできていれば、定期的な通院自体が禁煙を助ける効果があることを伝え、処方なしでの通院を励ますのも一法である。逆にその時点でまだ喫煙が続いていれば、薬物療法にこだわらず、面接の中で禁煙の障害を明確化してともに解決していくことを提案すればよいだろう。

E．まとめ

　1回目と同様に、本日の説明内容などについて不明な点、疑問な点がなかったかどうかについて確認するとともに、役に立ったことを中心に面接の感想を聞き、終了とする。

（4）最終回の手順

　ニコチン依存症管理料算定の5回目（1回目の12週後）が保険診療では最終回になる。自由診療では、治療者と患者が合意して治療終結になったときが最終回である。保険治療では、最終回の呼気一酸化炭素測定によって4週間以上の禁煙継続が確認できた患者が、社会保険事務局に報告する「禁煙成功者」になる。

　保険治療の最終回において、ニコチン依存症が寛解に至り、患者の禁煙継続の意欲や自信が十分に育っていれば、そこで治療は終了となる。通院と努力に対して治療者の率直な感想を伝え、このまま一生タバコを吸わないことを励ます。禁煙したことによる健康上の利益や達成感について話し合ったり、禁煙による変化を自己探索させるような質問を行ったりするこ

とにより、禁煙継続の動機づけを行うことも勧められる。手作りの卒業証書を手渡したり、スタッフ全員で拍手をするセレモニーを行ったりしている医療機関もある。

　禁煙が継続できていなかったり、禁煙が継続できていてもその後の禁煙に強い不安を感じていたりする患者に対しては、保険での禁煙治療とは別の治療の枠組みを提案する必要がある。他の疾患の診療として、その中で禁煙補助薬の処方を伴わない禁煙指導を行う方法と、ニコチン依存症の自由診療を行う方法があるのは、「第5章　治療スケジュール」(p26)で説明した通りである。後者ではニコチンパッチやバレニクリンの処方もできる。自由診療だと、確かに費用が高額になるが、再度保険での禁煙治療ができるようになる9か月後までタバコ代に出費することを考えれば、自由診療で禁煙チャレンジを継続することも検討に値することを患者に気づかせることが肝要である。気づかせる具体的な方法としては、喫煙継続および9か月後の保険診療と、今すぐの自由診療で、今後1年間にかかる費用を実際に算出・比較させてみてもよい。

(5) フォローアップ

　治療が終了して一定期間が過ぎた患者に対して、禁煙状況を確認するためのフォローアップを行うと、再喫煙してしまった患者などを再治療に誘導することができる。保険治療を行った患者であれば、保険での再治療を行うことのできる時期（前回の管理料算定開始日から1年後）に行うのが適切であろう。

　具体的には、電話での連絡や手紙、メールなどを使うことが考えられる。注意すべきなのは、医療機関からの連絡が患者のプライバシー侵害を引き起こす可能性があることである。たとえば、喫煙していることを家族に秘密にしていた患者が治療を受けた場合、医療機関からの電話や手紙は、家族に秘密を暴露するきっかけを作ってしまう可能性がある。フォローアップについては、初診時問診票あるいは最終回の相談などによって、どのような形で行ったらよいかを合意しておくとよいだろう。本書巻末付録【禁

煙外来初診時問診票（2）】には、フォローアップのための連絡方法を記載する項目を設けてある。

8 禁煙補助薬の基礎知識

（1）概要と効果

　禁煙補助薬にはニコチン置換療法に用いるニコチン製剤と、ニコチンを含まない内服禁煙補助薬がある。日本で使用できる代表的なものには、ニコチン製剤としてニコチンガム、ニコチンパッチ、内服禁煙補助薬としてバレニクリンがある。比較研究のメタ解析によれば、プラセボに対する禁煙成功率比は、ニコチンガムが1.43倍、ニコチンパッチが1.66倍、バレニクリンが2.31倍である（表8－1）[日本循環器学会 他, 2012]。

表8－1　禁煙補助薬の有効性に関するメタアナリシス
[日本循環器学会 他, 2012]

種類（試験数）		禁煙率比	95%信頼区間
ニコチン置換療法	ガム（53）	1.43	1.33-1.53
	パッチ（41）	1.66	1.53-1.81
	鼻腔スプレー（4）	2.02	1.49-3.73
	インヘラー（4）	1.90	1.36-3.67
	舌下錠・トローチ（6）	2.00	1.63-2.45
	全体	1.58	1.50-1.66
バレニクリン（10）		2.31	1.01-2.66

今日からできるミニマム禁煙医療

（2）ニコチン製剤

A．ニコチンパッチ

①作用機序

　禁煙時の離脱症状は、脳内報酬系のドパミン作動性ニューロンの機能低下により、ニコチンの作用しない状態でドパミン放出が低下することによって発生する［神奈川県内科医学会, 2006; 磯村毅 他, 2012］。ニューロンの機能低下はもともと喫煙によるニコチン間歇的曝露によって起こったものだから、禁煙して数日から1週間程度で回復する。しかし、離脱症状が喫煙によって軽減されるという条件づけが喫煙欲求を起こすために、離脱症状が強ければ喫煙欲求も強くなり、禁煙継続が妨げられる。

　ニコチンを緩徐に吸収させることによって禁煙を容易にする治療法をニコチン置換療法と呼ぶ。ニコチン置換療法のための代表的なニコチン製剤が、ニコチンパッチである。貼付剤の中の薬剤貯留層や粘着性基剤にニコチンを含有させ、皮膚から緩徐に吸収させるように設計されたニコチンパッチは、禁煙開始時の離脱症状を緩和して、禁煙を助ける。

　喫煙によるニコチン摂取とニコチンパッチによるニコチン摂取の大きな違いは、吸収速度の差である（図8－1）。依存症を持続させている原因は、ニコチン自体というよりも、喫煙のように摂取から数秒で脳にニコチンが到達するような摂取方法なので、パッチからの緩徐なニコチン摂取ではニコチン依存症が持続することはない。ニコチンパッチを使用する患者の中には、「ニコチンを体に入れていて依存が治るのだろうか」と不安を感じる者も少なからずいるので、喫煙とパッチからのニコチン摂取の違いについてはあらかじめ説明しておくとよいだろう。

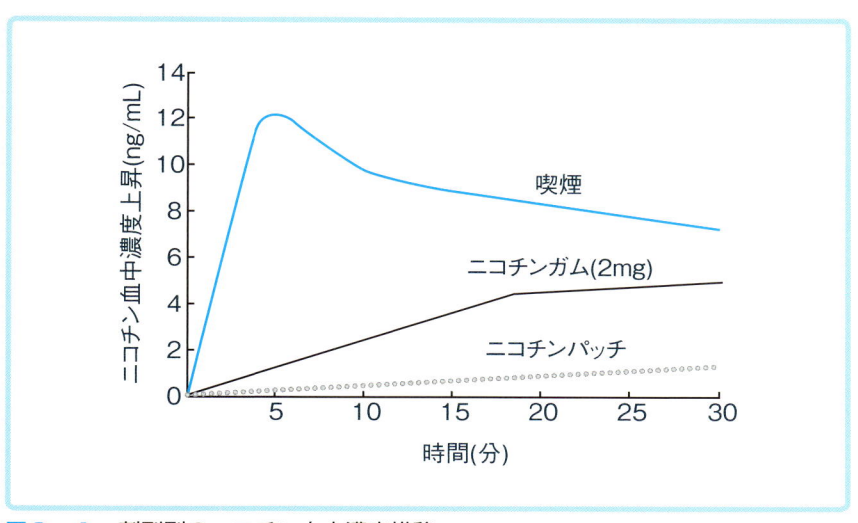

図8-1　剤型別のニコチン血中濃度推移
[神奈川県内科医学会, 2006]

②種類

　医療用医薬品としてニコチネルTTS（ノバルティス ファーマ）があり、禁煙治療における保険処方薬として使用可能である。容量はTTS30、TTS20、TTS10の3種類があり、24時間でそれぞれ21mg、14mg、7mgのニコチンを放出する（30、20、10の数字は薬効面の面積を示す）。TTS30を貼付したときの平均血中ニコチン濃度の推移は、1時間に1本ずつのタバコを吸った場合と同等である。

　一般用医薬品として、ニコチネルパッチ（ノバルティス ファーマ）とシガノンCQ（グラクソ・スミスクライン製造；大正製薬販売）が販売されている。第一種医薬品として、薬剤師の情報提供の下、処方せんなしで購入することができる。ただし解禁されつつある医薬品のインターネット販売によって薬剤師の情報提供が今後どのような形になっていくかは流動的である。ニコチネルパッチには「パッチ20」「パッチ10」があり、シガノンCQには「CQ1」「CQ2」があるが、これらはそれぞれニコチネルTTSの「TTS20」「TTS10」と24時間ニコチン放出量が同等である（表8-2）。ニコチネルTTS30に相当する製剤は、安全面への配慮から日本では一般用医薬品として認可されていない。

表8-2 ニコチンパッチ製剤の種類

販売名	ニコチネルTTS	ニコチネルパッチ	シガノンCQ
区分	医療用医薬品		一般用医薬品
製造	ノバルティス ファーマ		グラクソ・スミスクライン
販売			大正製薬
構造	パッキング（支持体）／ニコチン貯留槽／マトリックス層／粘着性基材／皮膚		パッキング（支持体）／ニコチン貯留槽／放出制御層／ニコチン含有粘着性基材／皮膚
1枚あたりニコチン含有量	52.5mg（TTS30）	−	−（*）
	35mg（TTS20）	35mg（パッチ20）	78mg（CQ1）
	17.5mg（TTS10）	17.5mg（パッチ10）	36mg（CQ2）
24時間あたりニコチン放出量	21mg（TTS30）	−	−（*）
	14mg（TTS20）	14mg（パッチ20）	14mg（CQ1）
	7mg（TTS10）	7mg（パッチ10）	7mg（CQ2）
24時間あたりニコチン放出率	48%		28%
最高血中濃度到達時間	6-12時間		2-4時間
標準的な用量	①TTS30を4週間 ②TTS20を2週間 ③TTS10を2週間	①パッチ20を6週間 ②パッチ10を2週間	①CQ1を6週間 ②CQ2を2週間
基本的な使用方法	上腕部、腹部、腰背部		胸、背中、腕
	24時間貼付	起床時に貼り、就寝時にはがす	

＊ 海外では114mg/枚、21mg/24時間の製品あり

ニコチネルパッチは、同じノバルティス ファーマ社が製造販売している医療用のニコチネルTTSと実質的にまったく同じ製剤である。薬物貯留層の全周をマトリックス層がとりまき、さらに粘着層によって皮膚と接する。シガノンCQは、薬物貯留層が放出抑制層によって粘着層に接するとともに、粘着層自体にもニコチンが含まれている。この構造的特徴のため、シガノンCQは貼付後のニコチン最高血中濃度到達時間がやや早い。

③使用方法

　1日1回朝に、身体の適所（上腕部、腹部、背部）に貼付する。貼る場所は毎日変える。

　医療用医薬品のニコチネルTTSは、24時間貼付して次の朝に張り替えるのが原則である。24時間徐放製剤ではあるが、血中濃度のピークは12時間以内にあるので、朝ではなく夜に張り替えると、就寝中の不眠が起こったり、起床後の薬効が不十分になったりする可能性がある。24時間貼付したほうが朝の喫煙欲求に対処しやすいが、数日間使用してみて、不眠や長時間貼付による皮膚炎が強いようなら、就寝前にはがす方法も考慮しうる。一般用医薬品は、かぶれなどの副作用への配慮から、起床時に貼って就寝時にはがす使用方法が原則とされている。

　ニコチネルTTSは、TTS30を4週間、TTS20を2週間、TTS10を2週間（合計8週間）使用するのが標準的使用法だが、継続して10週間を超えなければ標準期間を超えて処方することができる。保険診療の最終回での処方は保険診療期間以降に使用することになるので認められていない。その他、本書「第5章　治療スケジュール」（p26）、「第7章　実際の診療手順」（p43）の処方に関する項目や医薬品添付文書なども参考にされたい。一般用医薬品では、ニコチネルパッチ20あるいはシガノンCQ1を6週間、ニコチネルパッチ10あるいはシガノンCQ2を2週間貼付するのが標準的使用法である。

④使用上の注意と副作用

　ニコチネルTTSは、表8−3のような使用禁忌、慎重投与、重要な基本的注意、併用注意が添付文書上に記載されている。使用禁忌は、非喫煙者、妊婦または妊娠している可能性のある婦人、授乳婦、不安定狭心症、急性期心筋梗塞、重篤な不整脈、経皮的冠動脈形成術直後、冠動脈バイパス術直後、脳血管障害回復初期、本剤の成分に対し過敏症の既往歴のある患者である。

　一般用医薬品における使用禁忌も医療用医薬品であるニコチネルTTSとほぼ同等だが、加えてうつ病の既往を持つ者も禁忌とされている。これは、ニコチンパッチの安全性の問題ではなく、そのような喫煙者は独力ではなく医療機関での治療を推奨するという意味である。この他、いくつかの項目で医療用医薬品よりも厳格な安全性配慮を定めている。

　ニコチネルTTSの副作用は、5％以上に発現するものとして接触皮膚炎（紅斑、そう痒）と不眠、頻度不明だが重大なものとしてアナフィラキシー様症状が添付文書に記載されている。接触皮膚炎が起これば、ステロイド外用薬などを処方することができる。塗布面積が小さいので、ステロイド外用薬はstrongest群あるいはvery strong群に分類されるもので問題ないと思われる。

　ニコチネルTTSを処方する場合、体重の少ない患者、呼気一酸化炭素濃度が低い患者、節煙の努力をしなくても1日喫煙本数が少ない患者などでは、ふだんのニコチン摂取量が少ない可能性もあり、ニコチン過量症状（頭痛、めまい、悪心、動悸、冷汗など）が出現する可能性がある。そのような患者には、パッチ製剤の裏側をセロテープなどで部分的に被覆してニコチン放出面積を減らす方法を教示しておくか、あるいは初めからニコチネルTTS20など容量の低いパッチで治療を開始することを検討する。

表8-3　ニコチネルTTSの使用禁忌、慎重投与、重要な基本的注意、併用注意

添付文書より

使用禁忌	1. 非喫煙者［本剤の使用が不必要であるため。また、副作用があらわれやすい］ 2. 妊婦又は妊娠している可能性のある婦人、授乳婦［動物で催奇形性及びヒトで乳汁中移行が報告されている］ 3. 不安定狭心症、急性期の心筋梗塞（発症後3ヵ月以内）、重篤な不整脈のある患者又は経皮的冠動脈形成術直後、冠動脈バイパス術直後の患者［カテコラミン放出促進による血管収縮、血圧上昇をきたし症状が悪化するおそれがある］ 4. 脳血管障害回復初期の患者［脳血管の攣縮・狭窄を起こし症状が悪化するおそれがある］ 5. 本剤の成分に対し過敏症の既往歴のある患者
慎重投与	1. 心筋梗塞、狭心症（異型狭心症等）の既往歴のある患者、又は狭心症で症状の安定している患者［症状が再発又は悪化するおそれがある］ 2. 高血圧、不整脈、脳血管障害、心不全、末梢血管障害（バージャー病等）のある患者［症状が悪化するおそれがある］ 3. 甲状腺機能亢進症、褐色細胞腫等の内分泌疾患のある患者［症状が悪化するおそれがある］ 4. 糖尿病（インスリンを使用している）患者［症状が悪化するおそれがある。また、本剤の使用にかかわらず、禁煙によりインスリンの皮下吸収が増加することが知られているので、インスリンの用量調節が必要となる場合がある］ 5. 消化性潰瘍のある患者［症状が悪化するおそれがある］ 6. 肝・腎機能障害のある患者［症状が悪化するおそれがある］ 7. アトピー性皮膚炎あるいは湿疹性皮膚炎等の全身性皮膚疾患の患者［症状が悪化するおそれがある］ 8. てんかん又はその既往歴のある患者［痙攣を引き起こすおそれがある］ 9. 神経筋接合部疾患（重症筋無力症、イートン・ランバート症候群）又はその既往歴のある患者［筋力低下等の症状が悪化するおそれがある］
重要な基本的注意	1. 禁煙の成功は、禁煙指導の質及び頻度に依存するので、本剤は、医師等による適切な禁煙指導の下に禁煙計画・指導の補助として用いること。また、本剤使用後も禁煙を維持させるため、禁煙指導を実施すること 2. 本剤使用中の喫煙により循環器系等への影響が増強されることがあるので、本剤使用中は喫煙させないこと 3. 本剤は禁煙意志が強く、循環器疾患、呼吸器疾患、消化器疾患、代謝性疾患等の基礎疾患を持つ患者であって、禁煙の困難な喫煙者に使用すること 4. 本剤の使用開始にあたって、本剤の使用に関する説明書を患者に与えること
併用注意	1. アドレナリン遮断薬（アドレナリン遮断薬の作用減弱） 2. アドレナリン作動薬（アドレナリン作動薬の作用増強）

⑤禁煙治療における一般用ニコチンパッチの意義

　禁煙治療におけるニコチン置換療法として、ニコチネルTTSを保険または自費で処方できる。容量の少ない一般用医薬品であるニコチネルパッチやシガノンCQに頼るケースは少ない。しかし、一般用医薬品は保険での処方ルールと無関係に使用することができるため、必要に応じて、ニコチネルTTSを使用できない期間に使用させたり、禁煙補助薬を処方できない保険禁煙治療最終回から後に使用させたりすることが可能である。

　禁煙外来に、すでに一般用医薬品のニコチンパッチを使用し禁煙に失敗した経験のある患者が来院することがある。ニコチンパッチ以外の手段を用いることも一法であるが、それが何らかの理由で困難なときは、一般用ニコチンパッチよりも大容量であることを知らせて医療用ニコチンパッチで再挑戦する選択肢もある。

B. ニコチンガム

①作用機序

　ニコチンパッチ同様、ニコチンを緩徐に吸収することによって離脱症状を緩和するニコチン置換療法のための薬である。ニコチンパッチよりも使用開始からの最高血中濃度到達時間がやや速い（40〜50分）ため、急な喫煙衝動に対する対処には適しているといわれる。しかし同時に、ニコチンガムの使用自体が条件づけ行動となって、ニコチンガムの依存症になる危険も存在する。

　1個のガムに2mgのニコチンが含まれる。正しいかみ方をするとこのうち半量ほどが口腔粘膜から吸収される。飲み込まれたニコチン成分は、肝臓の代謝を受けるためにほとんど全身循環に回らない。

②種類

　現在販売されているニコチンガムはすべて一般用医薬品（第二種医薬品）である。ジョンソン＆ジョンソン社のニコレットガム（ニコレット、ミント、クールミント、フルーティミント、アイスミント：後3

者はソフトガム）とノバルティス ファーマ社のニコチネルガム（ミント、フルーツ）がある。海外では4mg製剤と2mg製剤が販売されているが、日本では2mg製剤のみの販売である。2mgのニコチンガムを1時間に1個ずつかみ続けた場合のニコチンAUC（血中濃度曲線下面積）は、1時間に1本ずつ喫煙した場合の約70％となる[島尾忠男 他, 1990]。

③使用方法

　1日24個を超えない範囲で（標準的には4〜12個）、喫煙欲求が起こったときに使用する。使用から1か月が経過したら徐々に使用個数を減らして、3か月をめどに使用を中止する。

　かみ方は、1回に1個を使用して5〜10回ゆっくりかみ、歯肉と頰粘膜の間に1分以上はさむ。ニコチンによるピリッとした感覚がなくなったら再度かんで、同じことを30〜60分繰り返す。唾液は飲み込まずなるべくティッシュなどで吸い取る。普通のガムのように連続的にかんで唾液を飲み込んでしまうと、ニコチン成分の胃粘膜刺激によって悪心が起こるばかりで、離脱症状を緩和する効果を得られない。患者指導の際には、頰粘膜に貼付するパッチ製剤だというイメージで説明を行うとよいだろう。

④使用上の注意と副作用

　一般用医薬品のニコチンパッチとほぼ同等の禁忌要件があるほか、顎関節症患者への使用が禁忌となっている。

⑤禁煙治療における意義

　ニコチンガムを用いる方法も、禁煙治療の選択肢として『禁煙治療のための標準手順書』[日本循環器学会 他, 2012]に記載されている。他の禁煙補助薬が使用できないような患者において、医療機関で保険での禁煙治療を行い、患者にニコチンガムを実費購入させ使用させることが可能である。ただし、ニコチン依存症管理料を算定する際は、そのような治療を行った旨のコメントをしておくほうがよいだろう。

ニコチンガムの使用説明書には他のニコチン製剤との併用は禁忌と書かれている。しかし、プラセボを用いた二重盲検試験では、ニコチンパッチ単独に比べ、パッチとニコチンガムを併用した場合の禁煙率は、12週で1.51倍、24週で1.80倍、52週で1.43倍と報告されている（図8-2）[Kornitzer M et al, 1995]。米国医療研究品質局（AHRQ）ガイドライン[AHRQ(AHCPR), 2008]や『禁煙治療のための標準手順書』にも、ニコチンパッチによる効果が不十分だった場合のニコチンガムとの併用が記述され推奨されているので、ニコチン製剤の慎重投与に該当する患者でなければ検討されてよいだろう。

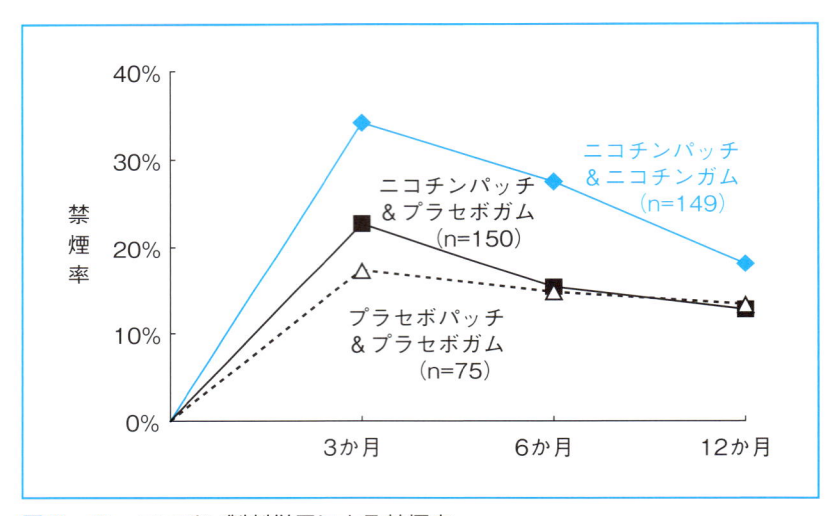

図8-2　ニコチン製剤併用による禁煙率
[Kornitzer M et al, 1995]

（3）内服禁煙補助薬

A. バレニクリン（販売名　チャンピックス）

①作用機序
　脳内報酬系のドパミン作動性ニューロンのニコチン受容体（$α_4β_2$ニコチン性アセチルコリン受容体）に対する部分作動薬（「弱い作動薬」

かつ「拮抗薬」）である。喫煙においては、この受容体にニコチンが結合することによってドパミンの一過性過剰放出が起こり、そのフィードバックの結果、ニコチンの存在しない状態ではニューロンのドパミン放出能が低下する。バレニクリンは、

1. 弱い作動薬作用：受容体を適度に刺激して持続的なドパミン放出を維持する
2. 拮抗作用：受容体に持続的に結合してニコチンが結合できないようにする

という2つの作用を持つ（図8-3）。

弱い作動薬作用としては、持続的にニコチンの40〜60％のドパミンを放出させることによって、ニコチン製剤と同様に禁煙時の離脱症状を緩和する。ニコチンパッチ以上に効果発現が緩徐かつ効果が持続的であるため、バレニクリンに対する依存が形成されることはまずない。

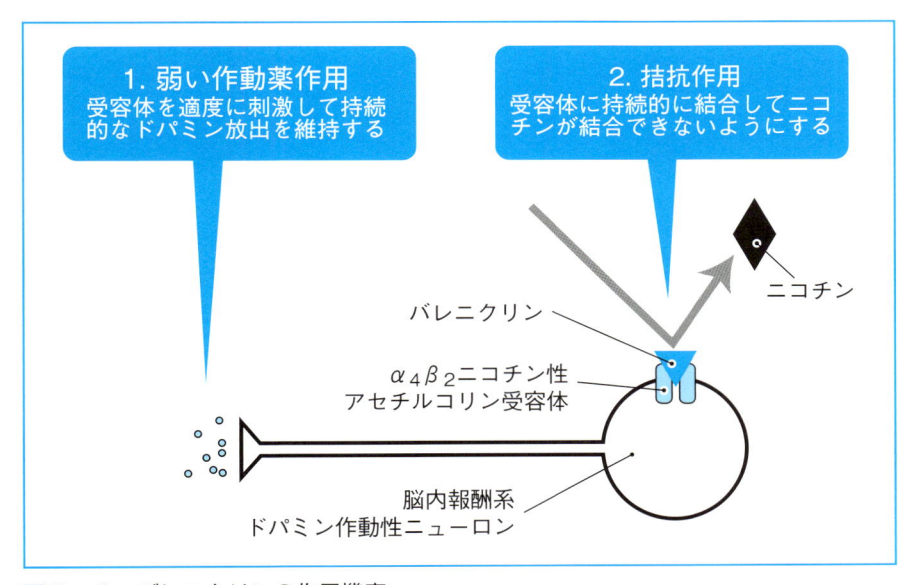

図8-3　バレニクリンの作用機序

拮抗作用としては、喫煙したときのニコチンの効果が得られない状態にする。ニコチン依存症は、喫煙行動直後にもたらされるニコチンの報酬効果（正確には報酬ではなく不快感覚からの回復）によって喫

煙行動が維持されるという条件づけの側面を持つ。バレニクリンの効果が徐々に現れるにしたがって、患者は「タバコがまずい」と感じられるようになっていき、条件づけられた喫煙行動を中止しやすくなる。

喫煙者が「タバコがうまい」と表現するのは味覚の問題ではなく、機能不全に陥ったニューロンの働きをニコチンが代行する感覚を表現した言葉である。ニューロンの機能不全が起こっていない状態では、タバコは「まずい」が、それがタバコ本来の「味」ということになる。このタバコ本来の「味」は、非喫煙者が人生で最初の1本を吸ったときの「味」でもあるし、身体的依存が解消される程度まで禁煙が継続した人が再喫煙したときの「味」でもある。バレニクリン使用時に感じるタバコの「味」も、ニコチンの脳内効果を伴わないという点でこれと類似のものである。

バレニクリンは、服用後の血中濃度の上昇は速やかだが、作用が発現するためには脳内のニコチン受容体を十分に遮断する必要があるために、服用から作用発現までは数日を要する。このため、即日からの禁煙を開始しようとしている患者や、すでに禁煙を開始していて今現在の離脱症状に対処したいという患者には向かない。同じ理由で、1回程度服用を忘れることがあっても、それによって薬効が突然なくなることはない。

②製剤

チャンピックス（ファイザー）が医療用医薬品として販売されている。0.5mg錠と1mg錠があるほか、使用開始時の漸増を容易に行うためのスタート用パックも販売されている（「第3章　禁煙外来で使用する物品」の「（3）禁煙補助薬」（p16）参照）。

③使用方法

禁煙開始日を設定し、その1週間前からバレニクリンの服用を開始する。第1～3日目の3日間は0.5mg錠を1日1回、第4～7日目の4日間は0.5mg錠を朝夕食後1錠ずつ、第8日目からは1mg錠を朝夕食後1錠ずつ服用し、第8日目から禁煙を開始する。スタート用パッ

クは、初期の漸増を間違いなく行うために、第１日目から第14日目までの錠剤が各日毎にセットされた製品である。服用第１〜３日目における１日１回の服用は食後であれば朝昼夕を問わないことになっているが、服用初期に出やすい嘔気の副作用のことを考えると、夕食後の服用が理にかなっている。

　開始時から維持量の服用を行わず少量から漸増するのは、服薬開始時に起こりやすい嘔気などの副作用を防ぐためである。これは抗うつ薬である選択的セロトニン再取込み阻害薬（SSRI）の性質や使用法に似ている。

　初期量服用開始の７日間はタバコを吸い続けていることになる。バレニクリンは、ニコチンの脳内報酬系への効果を遮断して、喫煙行為を報酬として学習した効果を消去する作用機序を有するため、喫煙しても報酬効果が現れない体験をじっくり味わうことが必要である。販売元作成の服薬指導箋には、「自然にタバコを吸わなくなった場合には、８日目を待たず早めに禁煙に入ってください」と記載されている。しかしながら、徐々にニコチンの薬理作用が消えてまずくなっていくタバコを十分に味わうことが治療の一環であるので、心筋梗塞や脳梗塞の急性期や重篤な不整脈の患者で禁煙を急ぐ場合を除き、必ず服用８日目から禁煙を開始することを指示し、それより前に禁煙を開始したり本数を減らしたりしないように指導することを本委員会では推奨する。

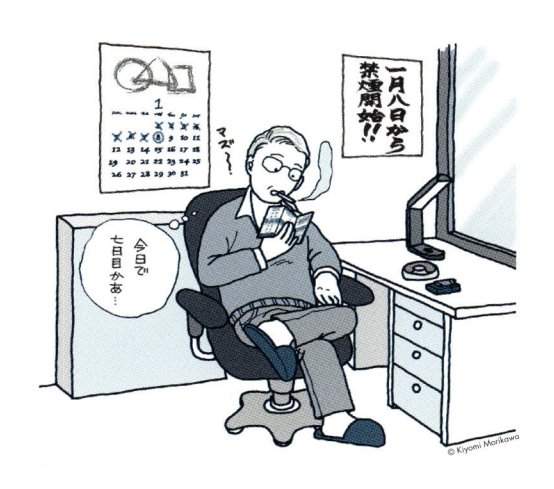

維持量（1mg錠1錠×1日2回）の服用は開始8日後からであるから、実際に最大効果を得られるのは、それよりさらに数日後以降ということになる。服用開始1週間の「タバコの味」があまり変わらず、8日目からの禁煙開始に自信がない（または実際にうまくいかない）という患者は、十分な薬効が得られていない可能性もあるので、禁煙開始日を多少後にずらす選択肢も取り得る。米国（販売名Chantix）および英国などにおける同剤の添付文書には、服用開始8日後から14日までの禁煙開始を許容する使用法が記されている。

　維持量の標準的な服用期間は11週間（初期量とあわせて合計12週間）であるが、この期間に禁煙した者に対して、その後さらに12週間維持量のバレニクリンを服用させると、プラセボ服用群に対して持続禁煙率が49.8％から70.6％に上昇することが報告されている[Tonstad S et al, 2006]。日本の添付文書上にも、「用法・用量に関連する使用上の注意」としてその投与方法が記載されている。ただしこの追加投与分は保険適用にはならない。

④使用上の注意と副作用1：使用上の注意

　チャンピックスは、表8－4のような使用禁忌、慎重投与、重要な基本的注意、相互作用が添付文書上に記されている。ニコチン製剤に比べ心血管系の禁忌がないので、これらを有する患者に使いやすい。一方で、重大な基本的注意として自殺念慮を含む精神症状、意識障害などについての記載がある。精神症状と意識障害については後述する。

　体内に吸収されたバレニクリンはほとんど肝代謝を受けず未変化体のまま尿中に排泄されるために、腎機能が低下している患者や高齢者では過量投与による副作用発現に注意が必要である。特に、極度に腎機能が低下している場合（クレアチニン・クリアランス推定値30mL/分未満）、0.5mg錠1錠×1日1回投与で開始し、必要に応じて最大0.5mg錠1錠×1日2回に増量することとされている。また、シメチジン（タガメットなど）投与下ではバレニクリンの腎クリアランスが低下して全身曝露量が約30％上昇するという[ファイザー, 2012]。

表8-4 チャンピックスの使用禁忌、慎重投与、重要な基本的注意、併用注意
添付文書より

使用禁忌	1. 本剤の成分に対し過敏症の既往歴のある患者
慎重投与	1. 統合失調症、双極性障害、うつ病等の精神疾患のある患者［精神症状を悪化させることがある］ 2. 重度の腎機能障害のある患者［重度の腎機能障害のある患者では血中濃度が高くなるおそれがある］ 3. 血液透析を受けている患者［十分な使用経験がないため、本剤を投与する際には十分に観察を行うこと］
重要な基本的注意	1. 医師等により、禁煙治療プログラムに基づいた指導の下に本剤を適切に使用すること 2. 禁煙は治療の有無を問わず様々な症状（不快、抑うつ気分、不眠、いらだたしさ、欲求不満、怒り、不安、集中困難、落ち着きのなさ、心拍数の減少、食欲増加、体重増加等）を伴うことが報告されており、基礎疾患として有している精神疾患の悪化を伴うことがある 3. 抑うつ気分、不安、焦燥、興奮、行動又は思考の変化、精神障害、気分変動、攻撃的行動、敵意、自殺念慮及び自殺が報告されている。本剤との因果関係は明らかではないが、これらの症状があらわれることがあるので、本剤を投与する際には患者の状態を十分に観察すること。なお、本剤中止後もこれらの症状があらわれることがある。また、これらの症状・行動があらわれた場合には本剤の服用を中止し、速やかに医師等に連絡するよう患者に指導すること 4. めまい、傾眠、意識障害等があらわれ、自動車事故に至った例も報告されているので、自動車の運転等危険を伴う機械の操作に従事させないよう注意すること 5. 本剤の投与の有無にかかわらず、禁煙により生じる生理的な変化のため、下記のような薬剤の薬物動態や薬力学が変化し、用量調節が必要になる場合がある テオフィリン、ワルファリン、インスリン等 また、喫煙によりCYP1A2の活性が誘導されるため、禁煙を開始後、CYP1A2の基質となる薬剤の血漿濃度が上昇する可能性がある
併用注意	シメチジン（バレニクリンのクリアランス低下）

⑤使用上の注意と副作用2：頻度の多い副作用

出現頻度が5％以上の副作用としては、嘔気（28.5％）、不眠（16.3％）、異常な夢（13.0％）、頭痛（11.6％）、鼓腸（8.3％）、便秘（6.5％）があり、頻度不明ながら重大な副作用として意識障害、肝機能障害、黄

疹、血管浮腫、皮膚粘膜眼症候群、多形紅斑が挙げられている［ファイザー，2012］。生命に危険を及ぼす副作用、重大な後遺症を引き起こす副作用については、即座に服用を中止させ適切な緊急対応を行う必要がある。そうでない場合には、症状の程度によって対症療法薬の処方、減薬、もしくは経過観察などの相談を患者とすればよいだろう。

　もっとも高頻度に見られる副作用は嘔気である。服用初期の発現率が高く、服用8週間後にはその約半数弱で消失している。嘔気を発現する者のうち、嘔吐にまでいたるのは1/10以下（2.5％）とされている［ファイザー，2012］。嘔気に対する一般的な対策としては、

・服薬方法の確認
・対症療法薬の処方
・用法・用量の変更

が考えられる。食後に十分な水とともに服用しているかどうかなど服薬方法の確認をして、もし空腹時の服用など不適切な服用方法があれば変更を促す。対症療法薬としては、バレニクリンとの併用における比較試験で効果が立証されているものはないが、ドンペリドン（販売名ナウゼリン）など一般的な制吐剤が多くの医療機関で使われているほか、プロクロルペラジン（販売名ノバミン）、六君子湯[山東 太介 他, 2010]、抑肝散加陳皮半夏［長谷章, 2011］などが用いられることがある。用法・用量に関しては、もし朝食摂取量が少なく朝の服用後に嘔気が強いようであれば、1日2回の服用時間を昼食後と夕食後に変更すると症状が発現しにくくなる場合がある。また添付文書上は、忍容性に問題がある場合には、維持量を0.5mg×1日2回に減量することができると記載されているので、そのように減薬や、患者の状態に応じた1mg×1日1回、あるいは0.5mg×1日1回などへの減薬を試みるのも、患者の服薬中断や治療脱落を防ぐために有効だろうと思われる。服薬を継続することで嘔気が軽減してくれば、本来の維持量に増量することを検討できる。0.5mg×1日2回の減量処方をする場合には、8日目以降も0.5mg錠を使用し続けることもできるが、錠剤に割

線はないものの長円形で分割も容易なので、1mg錠1錠を患者自身に半分に割ってもらい、朝に半分、夕に半分を服用してもらうようにするという選択肢もある。そのような場合、保険処方上は標準的な維持量（1mg錠1錠×1日2回）の処方を保険治療の終了まで行い、残った錠剤をその後に使用するようにすれば、前の項目で述べたように長期の禁煙維持率を上昇させることができる可能性がある。

　不眠、異常な夢、頭痛、鼓腸、便秘などについても、嘔気と同様に対症療法薬の処方、用法・用量の変更で対処することができる。ただし、嘔気も含め、治療者は「副作用はあってはならない」「副作用があったら服薬は中止するべきだ」という認識を患者に植え付けないようにする必要がある。軽微で危険のないものであれば、副作用に患者の意識が向くのを防ぐため、相談の上で特別な対処を行わないという選択肢もありうる。対処行動を取って症状に意識を向けることでその症状が増幅される精神交互作用については、「第7章　実際の診療手順」のうち「（2）正式な1回目の診療の手順」の「E．日常生活上のアドバイス」（p54）に記述している。

⑥使用上の注意と副作用3：精神症状

　添付文書の「警告」として、

> 禁煙は治療の有無を問わず様々な症状を伴うことが報告されており、基礎疾患として有している精神疾患の悪化を伴うことがある。本剤との因果関係は明らかではないが、抑うつ気分、不安、焦燥、興奮、行動又は思考の変化、精神障害、気分変動、攻撃的行動、敵意、自殺念慮及び自殺が報告されているため、本剤を投与する際には患者の状態を十分に観察すること

との記載がある。米国食品医薬品局（FDA）の副作用報告データベース（AERS）によれば、2006年5月～2007年11月（後述するブプロピオンと併せて年間推定処方数は数百万人）におけるバレニクリン服用

表8-5 米国におけるバレニクリンとブプロピオンの自殺関連事象
[US Food and Drag Administration, 2009]

精神医学的要因	バレニクリン 自殺念慮	バレニクリン 自殺行動	バレニクリン 計	ブプロピオン（日本未発売）自殺念慮	ブプロピオン 自殺行動	ブプロピオン 計
症例数	116	37	153	46	29	75
精神疾患の既往あり	54%	38%	50%	26%	21%	24%
精神疾患の既往なし	25%	30%	26%	35%	27%	32%
精神疾患の既往不明	21%	32%	24%	39%	52%	44%
向精神薬の併用あり	42%	30%	39%	20%	17%	19%
向精神薬の併用なし	20%	24%	21%	41%	21%	33%
向精神薬の併用不明	38%	46%	40%	39%	62%	48%

　者の自殺関連事象（自殺念慮＋自殺行動）の報告数は153例、うち自殺行動は37例で、自殺関連事象の半数は精神疾患（ニコチン依存症以外）の既往があったという（表8-5）[US Food and Drag Administration, 2009]。また日本国内の市販直後調査（新発売後6か月間に医療機関から自発的に報告された有害事象をまとめたもの；6か月間の推定使用患者数6万人）によれば、希死念慮をともなううつ病の発生が3例、自殺念慮が2例、自殺既遂が1名報告されている[ファイザー, 2009]。両報告を総合すると、自殺念慮の発生はおよそ1万人に1人、自殺行動や自殺はその数分の1だと推定される。

　一方で、英国における禁煙治療患者のコホート調査では、精神疾患歴、向精神薬の使用歴などで調整したCox回帰分析において、バレニクリン使用者はニコチン置換療法剤使用者と比べ、自傷行為の発生頻度に有意差はなく（リスク比0.88；95％信頼限界0.52-1.49）、うつ病治療開始のリスクはむしろ低かった（リスク比0.75；95％信頼限界0.65-0.87）という[Thomas KH et al, 2013]。いまだに因果関係の結論は出ていないところではあるが、医療従事者としては予防原則（因果関係が十分に証明されていなくても、重大な結果に直結する可能性がある場合には因果関係があるものとして対策を立てる）に則ることが重要である。

バレニクリンを用いるかどうかにかかわらず、精神科、心療内科などに通院中の患者の禁煙治療を行うときには、主治医からの紹介と情報提供を求め、治療中も必要に応じてコンサルトを行えるようにしておくとよいだろう。自殺念慮を有する患者への対応の原則については、「第7章　実際の診療手順」のうち「（3）2回目以降の手順」の「C．禁煙継続（開始）にあたっての問題点明確化と対処法検討」（p67）に記述した。

　患者観察は十分に行う必要があるが、仮にバレニクリンが精神症状の増悪をもたらす可能性があるとしても、精神疾患（ニコチン依存症以外）を有する患者に対してバレニクリンが禁忌というわけではない。ニコチン依存症も死をもたらす重大な疾患であり、バレニクリンを用いて禁煙治療を行うのが適切かどうかは、メリットとデメリットを比較して個別的に判断されるべきである。内科医療において汎用される薬剤（たとえば血糖降下薬、抗不整脈薬など）でも、重篤な副作用によって患者を死に至らしめる可能性があるが、そのリスクを加味しても治療上有益だと判断されるときに、医師はリスクを最小限にする努力を払いつつ処方を行っている。禁煙治療においてもこの原則を適用すればよく、起こる副作用の種類が精神症状だからといって特別扱いする必要はない。

⑦使用上の注意と副作用4：意識障害

　チャンピックス添付文書の「重要な基本的注意」として、

> めまい、傾眠、意識障害等があらわれ、自動車事故に至った例も報告されているので、自動車の運転等危険を伴う機械の操作に従事させないよう注意すること

との記述がある。日本における発売から6か月間の市販直後調査（自発的報告の集計：推定使用患者数6万人）では、めまいが30例、傾眠が68例、意識レベルの低下が3例、意識消失が4例に見られている

［ファイザー, 2009］。母数を6万人とすると、めまいが2,000人に1人、傾眠が1,000人に1人、意識レベルの低下が20,000人に1人、意識消失が15,000人に1人と推定される。ただし、報告されていない事例もあると思われるので、実際の症状発生率はこれより大きい可能性もある。一方、傾眠は禁煙時の離脱症状としても起こりうる。

　症状は服用初期から起こりやすいとされており、欧米の添付文書上は「不慮のけが（例：交通事故）が報告されている。当該薬がどのように影響するかを使用者が認識するまで、運転や機械操作において注意を払うよう指導せよ」と緩やかな表現となっている。しかし日本国内で服用29日目に意識消失を起こして交通事故に至った事例も報告されており、必ずしも服用初期だけ運転を休止すれば安全であるとは言えない［厚生労働省医薬食品局, 2011］。

　自動車などを運転中の傾眠や意識消失は、第三者を巻き込んだ重大事故につながる可能性もあるため、処方医は上記「重要な基本的注意」を遵守する必要がある。口頭および文書（本書付録または販売元作成パンフレットなど）で自動車の運転など危険をともなう機械の操作を行ってはならないことをはっきり説明し、その旨をカルテに記載しておく。運転を仕事としているなど、運転の中止が難しい患者に対しても決して運転を許容することなく、ニコチンパッチなどの使用か、禁煙補助薬なしの禁煙治療を選んでもらうようにすべきである。あるいはある種の折衷案として、1～4週間のみ運転をあきらめてバレニクリンで禁煙をスタートし、その後薬なしの治療を続けるという選択肢も考慮されうる。

　患者の中には安全に関するものごとを過度に楽観的にとらえ、運転を休止することを真剣に考えない者もいる。そのような場合には、起こりうる最悪の事態がどのようなものであるかを質問して、なるべく具体的に答えてもらうようにするとよいだろう。また逆に、自動車などの運転ができない影響を過度に悲観的にとらえ、運転の中止が不可能だと思い込んでしまう患者もいる。この場合にも、同様に質問によってその影響を具体的に考えさせることが効果的である。運転をしないで生活していくことが本当に不可能なのかどうか、仕事や日常生活上

の支障は自分の人生にとって致命的なのかどうか、そしてその支障が運転を強行した場合のリスクと釣り合うのかどうかを話し合うことによって、運転中止の影響を冷静に評価できるようになっていく。

2013年11月に自動車運転死傷行為処罰法が成立した。その第3条は、

> アルコール又は薬物の影響により、その走行中に正常な運転に支障が生じるおそれがある状態で、自動車を運転し、よって、そのアルコール又は薬物の影響により正常な運転が困難な状態に陥り、人を負傷させた者は十二年以下の懲役に処し、人を死亡させた者は十五年以下の懲役に処する

と定めている。バレニクリン服用中の意識消失によって自動車（自動二輪、原動機付自転車を含む）の重大事故を起こせば、この条項が適用される可能性が高い。また、自動車保険（任意保険）のうち、本人のけが、死亡、後遺障害、および自車の車両保険は補償対象外となる可能性がある。このような情報は、患者に単純に伝えるのではなく、なるべく質問の形で、あるいは断片的な情報を小出しにして想像させ、可能であれば患者自身にインターネットなどで調べてもらうことによって実感させることが肝要である。

B. ノルトリプチリン

①概要と効果

三環系抗うつ薬で、大日本住友製薬よりノリトレンという製品が販売されている。中枢神経系でのノルアドレナリン再取り込み抑制作用によって、意欲が減退するうつ病に有効とされている薬品である。禁煙にも効果があることが示されているが、機序はわかっていない。6つの比較試験のメタ解析によれば、ノルトリプチリンによる禁煙成功率はプラセボ群に比べ2.03倍（95％信頼限界1.48-2.78）であった［Hughes JR et al, 2014］。しかし、ノルトリプチリンとニコチン製剤

の併用は、ニコチン置換療法単独に比べて有意な禁煙率上昇を認めなかった［Hughes JR et al, 2014］。

②使用方法

禁煙治療における使用方法は、効果研究のひとつによれば、禁煙予定日前の2週間で25mg/日から75mg/日に漸増し、その後10週間を75mg/日の維持量に保つというものである［Prochazka AV et al, 2004］。禁煙治療における保険適用はされていないので、もし使用する場合には、うつ病の診断をするか、自由診療として治療を行う必要がある。

③使用上の注意と副作用、禁煙治療における意義

ノルトリプチリンには三環系抗うつ薬の中でも特に強力な抗コリン作用があるため、かなり強い口渇、排尿障害、便秘などが起こることが多い。緑内障患者、心筋梗塞回復初期の患者、尿閉の患者、三環系抗うつ薬に対し過敏症のある患者、モノアミン酸化酵素阻害剤投与中の患者に使用禁忌とされている。副作用の点で禁煙治療の第一選択薬とはなりにくいが、ニコチン製剤とバレニクリン両方が使えない事例には第二選択薬として考慮しうる。米国医療品質局（AHRQ）ガイドライン[AHRQ(AHCPR), 2008]は、ノルトリプチリンおよび次に述べるクロニジンを禁煙治療の第二選択群と位置づけている。

C. クロニジン

①概要と効果

中枢性交感神経抑制系の高血圧治療薬で、日本ベーリンガーインゲルハイムよりカタプレスという製品が販売されている。75μg錠と150μg錠があり、どちらにも割線がある。青斑核におけるシナプス前a_2-アドレナリン作動薬作用があり、アルコールやオピオイドの離脱症状を緩和することが知られていたため、禁煙についても検討が行われてきた。現時点までに行われた6つの比較試験をメタ解析した結果によ

れば、クロニジン投与群はプラセボ投与群に比べオッズ比1.89（95％信頼限界1.30-2.74）で有効性が示されている［Gourlay SG et al, 2004］。

②使用方法

　効果研究のひとつによれば、150〜300μg/日の投与を4週間継続して禁煙率を評価したところ、対プラセボ効果比が2.5倍（52％対21％；p＜0.02）で、さらに投与を中止した6か月後の評価でも対プラセボ効果比が5.2倍（27％対5％；p＜0.05）だったという[Glassman AH et al, 1988]。高血圧治療におけるカタプレス錠の常用量は225〜450μg（重症：900μg）なので、禁煙治療ではそれよりもやや少なめの投与量で効果を期待できることになる。日本において禁煙治療への保険適用はされていないので、高血圧と診断できる患者に用いるか、ノルトリプチリン同様自由診療として処方を行う必要がある。

③使用上の注意と副作用、禁煙治療における意義

　使用禁忌は本剤の成分に対し過敏症がある患者だけであるが、急激な降圧によって病態が悪化する可能性がある腎障害、虚血性心疾患、心不全、脳血管疾患の患者、高度の徐脈のある患者などで慎重投与となっている。また、投与を中止したときの反動性高血圧が強いことが知られており、特にβ遮断薬を併用している場合に危険であるとされている。主な副作用は口渇（19％）、眠気・鎮静（6％）などで、重大な副作用としては幻覚、錯乱が報告されている。副作用に対する注意は必要であるが、高血圧を有する患者などに対し禁煙治療の第二選択薬として考慮しうる。

（4）本邦未発売の薬

　海外で禁煙治療に使用されていて、日本国内ではいまだ発売されていない薬品がいくつかある。日本の禁煙外来で処方する可能性はないが、患者

が所持していたり、海外からの購入を相談されたりすることもあるので、知識を持っているとよいだろう。なお、海外の薬品を個人で購入することができるインターネットサイトもあるようだが、送られてくる製品の品質などは必ずしも保証されたものではない。薬効成分を含まない模造品が送られてくる可能性もあるので、患者本人が直接海外の正規の薬店で購入したものでないかぎり、本邦未発売の禁煙補助薬を勧めるのは控えた方がよいだろう。

A. パッチ、ガム以外のニコチン製剤

　ニコチン鼻腔スプレー、インヘラー、トローチ、舌下錠、口腔スプレーが海外では販売されている。それぞれの効果については表8−1（p77）を参照されたい。これらは単独で使用されるほか、ニコチンパッチとの併用にて用いられることもある。

①ニコチン鼻腔スプレー

　ニコチン鼻腔スプレーは、ニコチンを含んだ食塩水に抗ヒスタミン剤を添加した製剤で、1噴霧で平均1mgのニコチンが放出される[American Psychiatric Association, 2006]。海外にNicorette Nasal Splay（ジョンソン＆ジョンソン）、Nicotrol NS（ファイザー）などの製品がある。開始時は1〜2時間おきに両鼻腔に噴霧し、漸減して12週間で使用を終了する。最高血中濃度到達は約10分で、タバコより遅いもののニコチンガムより早い。使用に際しては、依存の形成に注意を払う必要があるだろう。

②ニコチンインヘラー

　ニコチンインヘラーは、吸い口がついた筒状の本体の中にニコチン入りのカートリッジを装着して使う製品で、吸引することによってニコチンが放出される。Nicorette Inhalator（ジョンソン＆ジョンソン）、Nicotrol Inhaler（ファイザー）などが海外で販売されている。カートリッジ1つには10mgのニコチンが含まれ、そのうち放出されるのは

4mgである。ニコチン成分のほとんどは口腔粘膜から吸収され、下部気道にはあまり到達しないという。推奨される使用量は初期に1日6～16カートリッジで、3～6週間後から漸減して12週間以内に使用終了する。最高血中濃度到達時間は吸入後15分以内である（以上Nicotrol Inhalerの添付文書より）。

　日本の雑貨店やインターネットサイトなどで売られている電子タバコは、ニコチンインヘラーとは異なる。電子タバコは、発熱体を含む本体にカートリッジを装着して蒸気化した成分を吸入するものである。成分は下気道まで到達し、呼気にも蒸気が含まれタバコの煙を吐いたように見える。日本では販売できないが、海外ではニコチン入りの製品が売られていて、禁煙に効果があると宣伝されている場合もあるが、現時点では比較試験による有効性は示されていない。もしニコチンを含んだ蒸気が下気道まで到達するのであれば、ニコチンの吸収速度はタバコと同じであり、緩徐にニコチンを吸収させることで実現するニコチン置換療法にはならない。また、電子タバコ12製品の150吸入気体中の有害成分をニコチンインヘラー（Nicorette Inhalator）と比較した報告によれば、平均値で14倍のホルムアルデヒド、5.5倍のo-ベンズアルデヒドが含まれ、ニコチンインヘラーには検出されなかったアクロレイン、トルエン、タバコ特異性ニトロサミンが複数の製品から検出された[Goniewicz ML et al, 2013]。

③ニコチントローチ、ニコチン舌下錠、ニコチン口腔スプレー

　ニコチントローチ、ニコチン舌下錠、ニコチン口腔スプレーは、それぞれの剤型で口腔粘膜からニコチンを吸収させる製品である。ニコチントローチにはNicotinell Mint Lozenges（1mg、2mg；ノバルティス）、Nicorette Cools Lozenges（2mg、4mg；ジョンソン＆ジョンソン）などがある。通常1日8～12個を初期量として使用し、使用3か月後より漸減する。ニコチン舌下錠にはNicorette Microtab（2mg；ジョンソン＆ジョンソン）がある。初期には1～2時間おきに、1日40個を超えない範囲で使用し、使用3か月後より漸減する。ニコチン

口腔スプレーにはNicorette QuikMist（ジョンソン＆ジョンソン）がある。1噴霧に1mgのニコチンが含まれ、初期には30〜60分おきに1〜2噴霧から開始し、6週間後から漸減して12週間後までに終了する。

B．ブプロピオン（販売名　Zyban）

①概要と効果

中枢神経系シナプスにおけるドパミンおよびノルアドレナリンの再取り込み阻害薬（DNRI）で、米国では1980年代からWellbutrinという販売名（販売元グラクソ・スミスクライン）で抗うつ薬として使用されてきた。現在は、Wellbutrin（75mg錠、100mg錠；1日3回服用）、Wellbutrin SR（100mg錠、150mg錠、200mg錠；1日2回服用の徐放剤）、Wellbutrin XL（150mg、300mg；1日1回服用の徐放剤）など各種剤型や、Aplenzin、Budeprion、Buprobanなど数多くの後発品が発売されている。うつ病など気分障害への推奨量は初期量1日150〜200mg、最大1日450mgとされている。

米国における禁煙治療への適用は1998年からで、成分は同じながら、グラクソ・スミスクラインから販売されているZyban（150mg錠；1日2回服用の徐放剤）という製品だけが禁煙補助薬として認可を受けている。こちらは初期量150mg1錠×1日1回、維持量150mg錠×1日2回である。同一成分の薬に別の販売名をつける理由は、おそらく利用者への情報提供の利便性や用量の間違い防止などだろうと思われる。

44件の比較研究のメタ解析によれば、ブプロピオンは禁煙率を1.62倍（95％信頼限界1.49-1.76）に上昇させる［Hughes JR et al, 2014］。また、用量と禁煙率の関係では、プラセボ、100mg/日、150mg/日、300mg/日投与の禁煙率には明瞭な量反応関係が認められた[Hurt RD et al, 1997]。米国医療品質局（AHRQ）ガイドラインは、ニコチン製剤、バレニクリンとともにブプロピオンを禁煙治療における第一選択群としているほか、ニコチンパッチとブプロピオンの併用も推奨している［AHRQ（AHCPR），2008］。ブプロピオンは、うつ病の既往の有無

にかかわらず禁煙に効果がある［Cox LS et al, 2004］。また、ブプロピオンは統合失調症を有する喫煙者の禁煙にも有効で、さらに統合失調症の陰性症状を軽減することが示されている［George TP et al, 2002］。

② 使用方法

　Zybanの添付文書によれば、禁煙開始予定日の1〜2週間前から服用を始め、血中濃度が十分に高まったところで禁煙に踏み切る。服用開始3日間は150mg錠1錠を1日1回服用し、4日目から150mg錠1錠を1日2回に増量する。服用は通常7〜12週間継続する。

③ 使用上の注意と副作用

　頻度の高い副作用は、頭痛、嘔気、不眠、口渇などで、使用1週間目に起こりやすい。高用量でけいれん発作が起こりやすいことが知られているものの、300mg/日では0.5％未満である。しかし、てんかんの既往を持つ患者、摂食障害の患者、アルコールやベンゾジアゼピン系抗不安薬の多量使用または急激な中止をしている患者では、てんかん発作の閾値が下がるのでブプロピオンの使用を避ける必要がある。また、モノアミン酸化酵素阻害薬（MAOI）を服用している場合には併用を避け、中止2週間後からブプロピオンを開始するよう添付文書に記載されている。

　同成分の製品が抗うつ薬として使用されているくらいであるから、うつ病など気分障害を有する喫煙者の禁煙治療に比較的使用しやすい薬だと言えるかもしれない。しかしながら、禁煙治療でのブプロピオン使用者にも、（ニコチン依存症以外の）精神疾患の有無によらず自殺念慮や自殺行動が報告されているので（表8-5；p94）、服用している患者の行動変化、気分変動、自殺念慮などには注意を払う必要がある。

●文　献●

AHRQ (AHCPR) (2008) Treating Tobacco Use and Dependence: 2008 Update. AHCPR Supported Clinical Practice Guidelines (http://www.ncbi.nlm.nih.gov/books/NBK63952/).

American Psychiatric Association (2006) Practice Guideline for the Treatment of Patients with Substance Use Disorders, 2nd Edition. Practice Guidelines for the Treatment of Psychiatric Disorders: Compendium 2006 (http://psychiatryonline.org/content.aspx?bookID=28&sectionID=1675010).

American Psychiatric Association (2013) Diagnostic and Statistical Manual of Mental Disorders 5th Edition　(DSM-5), APA, p481-589.

Bishop FM (2001) Managing Addictions, Jason Aronson Inc.

Cox LS, Patten CA, Niaura RS et al (2004) Efficacy of bupropion for relapse prevention in smokers with and without a past history of major depression. J Gen Intern Med 19(8):828-834.

Dijkstra A, Tromp D (2002) Is the FTND a measure of physical as well as psychological tobacco dependence? J Subst Abuse Treat 23(4):367-374.

ファイザー (2009) チャンピックス市販直後調査結果のお知らせ.

ファイザー (2012) チャンピックス錠0.5mg／チャンピックス錠1mg 医薬品インタビューフォーム 第10版.

George TP, Vessicchio JC, Termine A et al (2002) A placebo controlled trial of bupropion for smoking cessation in schizophrenia. Biol Psychiatry 52(1):53-61.

Glassman AH, Stetner F, Walsh BT et al (1988) Heavy smokers, smoking cessation, and clonidine. Results of a double-blind, randomized trial. JAMA 259(19):2863-2866.

Goniewicz ML, Knysak J, Gawron M et al (2013) Levels of selected carcinogens and toxicants in vapour from electronic cigarettes. Tob Control [10.1136/tobaccocontrol-2012-050859].

Gourlay SG, Stead LF, Benowitz NL (2004) Clonidine for smoking cessation. Cochrane Database Syst Rev [10.1002/14651858.CD000058.pub2] (3)CD000058.

長谷章 (2011) 禁煙治療に伴うイライラ感および消化器症状に対する抑肝散加陳皮半夏の有用性. 医学と薬学 66(3):529-533.

原井宏明 (2007) 動機づけ面接トレーニングビデオ日本版[導入編] 第2版 (DVD). OCDの会 (http://ocd-2004.hp.infoseek.co.jp/).

Hughes JR, Stead LF, Hartmann-Boyce J et al (2014) Antidepressants for smoking cessation. Cochrane Database Syst Rev [10.1002/14651858.CD000031.pub4] 1:CD000031.

Hurt RD, Sachs DP, Glover ED et al (1997) A comparison of sustained-release bupropion and placebo for smoking cessation. N Engl J Med [10.1056/NEJM199710233371703] 337(17):1195-1202.

磯村毅 (2005) リセット禁煙のすすめ, 東京六法出版.

磯村毅 (2006) リセット禁煙のすすめ － 依存を解く魔法のCD － , 東京六法出版.

磯村毅 (2007) リセット禁煙プラクティスマニュアル, 東京六法出版.

磯村毅, 村井俊哉 (2012) fMRIからみたニコチン依存症における脳の変化と心の接点. 精神医学 54(7):662-671.

神奈川県内科医学会 (2006) 禁煙医療のための基礎知識 改訂版, 中和印刷.

加濃正人, 磯村毅, 安倍隆明 他 (2012) 禁煙外来におけるリセット禁煙式面接および認知行動療法(人生哲学感情心理療法;REBT)の効果. 日本禁煙学会学術総会プログラム・抄録集 6回:144.

加濃正人 (2013) 依存症・嗜癖行動. In 菅沼憲治編：人生哲学感情心理療法入門 第1版, 静岡学術出版, p109-122.

川上憲人 (2006) TDSスコア. 治療 88(10):2491-2497.

北西憲二 (2007) 森田療法のすべてがわかる本 第1版. 講談社.

北西憲二, 中村敬 (2005) 森田療法 第1版. ミネルヴァ書房.

Kornitzer M, Boutsen M, Dramaix M et al (1995) Combined use of nicotine patch and gum in smoking cessation: a placebo-controlled clinical trial. Prev Med 24(1):41-47.

厚生労働省 (2001) 医療広告規制緩和のポイント (http://www.mhlw.go.jp/topics/0106/tp0604-1.html).

厚生労働省 (2006)「療担規則及び薬担規則並びに療担基準に基づき厚生労働大臣が定める掲示事項等」及び「選定療養及び特定療養費に係る厚生労働大臣が定める医薬品等」の実施上の留意事項について. 保医発第0313003号.

厚生労働省 (2013) 主な選定療養に係る報告状況. 第248回中央社会保険医療協議会総会資料 総－3－2.

厚生労働省医薬食品局 (2011) 禁煙補助薬チャンピックス錠による意識障害に係る安全対策について. 医薬品・医療機器等安全性情報 No.284 p3-5.

厚生労働省保険局医療課長通知 (2005) 療養の給付と直接関係ないサービス等の取扱いについて. 保医発第0901002号.

日本医師会編 (2008). 自殺予防マニュアル 第2版, 明石書店, p17.

日本循環器学会など9学会合同研究班 (2010) 循環器病の診断と治療に関するガイドライン 禁煙ガイドライン(2010年改訂版) (http://www.j-circ.or.jp/guideline/pdf/JCS2010murohara.h.pdf).

日本循環器学会, 日本肺癌学会, 日本癌学会 (2012) 禁煙治療のための標準手順書 第5版 (http://www.j-circ.or.jp/kinen/anti_smoke_std/).

Prochazka AV, Kick S, Steinbrunn C et al (2004) A randomized trial of nortriptyline combined with transdermal nicotine for smoking cessation. Arch Intern Med 164(20):2229-2233.

ローゼングレン DB (2013) 動機づけ面接を身につける 第1版. 星和書店.

山東太介, 酒井正子, 藤田紀子 他 (2010) 禁煙外来における漢方薬の使用について. 日本禁煙学会学術総会プログラム・抄録集 5回:97.

島尾忠男, 五島雄一郎, 青木正和 (1990) 禁煙補助剤ニコチン・レジン複合体の臨床第1相試験(第2報) 健常人における連続投与試験成績・喫煙との比較. 臨床医薬 6(9):1787-1801.

下園壮太 (2002) 自殺の危機とカウンセリング 初版. 金剛出版.

高橋祥友 (2006)「自殺したい」と打ち明けられたら. 自殺の危険 新訂増補版, 金剛出版, p147.

Thomas KH, Martin RM, Davies NM et al (2013) Smoking cessation treatment and risk of depression, suicide, and self harm in the Clinical Practice Research Datalink: prospective cohort study. BMJ 347:f5704.

Tonstad S, Tonnesen P, Hajek P et al (2006) Effect of maintenance therapy with varenicline on smoking cessation: a randomized controlled trial. JAMA [10.1001/jama.296.1.64] 296(1):64-71.

US Food and Drag Administration (2009) The Smoking Cessation Aids Varenicline (Marketed as Chantix) and Bupropion (Marketed as Zyban and Generics): Suicidal Ideation and Behavior. Drug Safety Newsletter, Vol 2, No 1, 2009.

World Health Organization (2003) ICD-10: International Statistical Classification of Diseases and Health Related Problems, 10th Revision 2nd Edition, WHO.

吉井千春 (2006) ニコチン依存度テストの現在と未来(TDS,FTND,KTSND). 治療 88(10):2572-2575.

Zevin S, Benowitz NL (1999) Drug interactions with tobacco smoking. An update. Clin Pharmacokinet 36(6):425-438.

巻末付録

　禁煙治療に使用できる問診票や説明用資料を収載しました。

　医療機関などで禁煙医療のために使っていただくような用途であれば、複製を許諾いたします。

　B5→A4（114〜115％）に拡大コピーして自由にご使用ください。

　なお、これら資料の印刷用ファイルは、時期は未定ですが神奈川県内科医学会のホームページ、および特設ホームページ（http://kineniryo.jimdo.com/）からダウンロードできるようにいたします。

　パソコンからプリントアウトしてお使いください。

（1）問診票

A.【禁煙外来初診時問診票（1）】

保険診療可否判定用の質問項目、保険診療の同意署名欄を含む問診票。
使用方法は本文p19、p43参照。

B.【禁煙外来初診時問診票（2）】（見開き）

ニコチン依存度を評価する質問項目、禁煙の重要度・自信度記載欄、既往歴・連絡先記載欄を含む、治療開始時の問診票。
使用方法は本文p19、p44、p49、p50参照。

C.【禁煙外来再診時問診票】

毎回の再診時に記入してもらい、診療時の問題把握に役立てるための問診票。
使用方法は本文p20、p66参照。

【禁煙外来初診時問診票(1)】

禁煙治療に健康保険を使用できる条件にあてはまるかどうかを判定する問診票です。

A. 現在、タバコを吸っていますか？
　　□吸う　□やめた（　　年前/　　か月前）　□吸わない

B. 以下の質問は、吸うと回答した人のみお答えください。

(1) 1日に平均何本吸いますか？　平均（　　　）本

(2) 習慣的にタバコを吸うようになってから何年間タバコを吸っていますか？　（　　　）年間

(3) あなたは禁煙することにどのくらい関心がありますか？
　　□ 関心がない
　　□ 関心はあるが、今後6ヶ月以内に禁煙しようとは考えていない
　　□ 今後6カ月以内に禁煙しようと考えているが、直ちに禁煙する考えはない
　　□ 直ちに禁煙しようと考えている

(4) 過去1年以内に、保険での禁煙治療を受けましたか？
　　a. はい（治療開始日　　年　　月　　日）　b. いいえ

C. 下記の質問を読んで「はい」か「いいえ」を選んでください。

(1) 自分が吸うつもりより、ずっと多くのタバコを吸ってしまうことがありますか？
　　a. はい　b. いいえ

(2) 禁煙や節煙（本数を減らす）を試みてできなかったことがありますか？
　　a. はい　b. いいえ

(3) 禁煙や節煙でタバコが欲しくてたまらなくなることがありましたか？
　　a. はい　b. いいえ

(4) 禁煙や節煙で次のどれかがありましたか？　（イライラ、神経質、落ち着かない、集中しにくい、ゆううつ、頭痛、眠気、胃のむかつき、脈が遅い、手の震え、食欲増進、体重増加）
　　a. はい　b. いいえ

(5) 上の症状を消すために、またタバコを吸い始めることがありましたか？
　　a. はい　b. いいえ

(6) 重い病気にかかって、タバコはよくないとわかっているのに吸うことがありましたか？
　　a. はい　b. いいえ

(7) タバコのために健康問題が起きていると分かっていても吸うことがありましたか？
　　a. はい　b. いいえ

(8) タバコのために精神的問題が起きていると分かっていても吸うことがありましたか？
　　a. はい　b. いいえ

(9) 自分はタバコに依存していると感じることがありますか？
　　a. はい　b. いいえ

(10) タバコが吸えないような仕事やつきあいを避けることが何回かありましたか？
　　a. はい　b. いいえ

D. 以下は、担当医の説明を受けてからご署名ください。

私は健康保険による禁煙治療の説明を受けた上で、禁煙の意思や自信の度合いにかかわらず、必ず既定のスケジュール通りに通院して禁煙治療を受けることに同意します。
（ただし、天災、入院など不可抗力の障害によって治療が中断することは例外とします）

署名　　　　　　　　　　　　　　　記入日　　年　　月　　日

【禁煙外来初診時問診票(2)】
喫煙状況や身体状況などを把握するための問診票です。

お名前　　　　　　様　ご年齢　　　歳　記入日　　　年　　　月　　　日

A. あなたの喫煙状況をお尋ねします。ご記入下さい。

(1) あなたは、朝目覚めてから何分位で最初のタバコを吸いますか？
　　a. 5分以内　　b. 6～30分　　c. 31～60分　　d. 61分以後

(2) あなたが映画館や図書館など禁煙と決められている場所にいる時、タバコを吸うのをがまんすることが難しいと感じますか？
　　a. はい　　b. いいえ

(3) あなたは1日のなかで、いつ吸うタバコがもっともやめにくいと思いますか？
　　a. 目覚めの1本　　b. それ以外

(4) あなたは1日何本吸いますか？
　　a. 31本以上　　b. 21～30本　　c. 11～20本　　d. 10本以下

(5) 他の時間帯より起床後数時間に多く喫煙しますか？
　　a. はい　　b. いいえ

(6) あなたはかぜで1日中寝ているような時にもタバコを吸いますか？
　　a. はい　　b. いいえ

(7) あなたがいつも吸っているタバコの銘柄と表示ニコチン量をお教え下さい。
　　銘柄：　　　　　　　　ニコチン量：　　　　mg

(8) 1日以上の禁煙した経験はありますか？
　　a. ある（　　回）　　b. ない

(9) 最長の禁煙期間はどのくらいですか？
　　　　年、　　か月、　　日

(10) これまでに試したことのある禁煙方法は？（○はいくつでも）
　　a. ニコチンガム　　b. 自分で購入したニコチンパッチ　　c. 処方されたニコチンパッチ
　　d. チャンピックス錠　　e. 禁煙外来　　f. その他（　　　　　　　）

B. 今回の禁煙についてお教え下さい。

(1) あなたにとって、禁煙することはどのくらい重要だと感じますか？　0～10の中から選んでください。
　　0　1　2　3　4　5　6　7　8　9　10
　　まったく重要でない　　　　　　　　　　非常に重要

(2) 禁煙できる自信は0～10でどのくらいありますか？
　　0　1　2　3　4　5　6　7　8　9　10
　　まったく自信なし　　　　　　　　　　非常に自信あり

(3) 今回、受診を決意した理由、動機をお聞かせください。

(4) 禁煙外来の指導や治療で、希望があればお教えください。（例：禁煙補助薬の種類）

(5) 同居するご家族で喫煙する方はいらっしゃいますか？
　　a. いる（続柄　　　　　　　）　　b. いない　　c. 一人暮らし

(6) あなたの禁煙を応援してくれる方はいらっしゃいますか？
　　a. いる（続柄　　　　　　　）　　b. いない

次に続きます。

C. あなたのタバコに対する意識をお尋ねします。
以下の10個の意見について、あなたの気持ちに一番近いものをa〜dの中で選んで下さい。

(1) タバコを吸うこと自体が病気である。
　　a. そう思う　　　b. ややそう思う　　c. あまりそう思わない　　d. そう思わない

(2) 喫煙には文化がある。
　　a. そう思う　　　b. ややそう思う　　c. あまりそう思わない　　d. そう思わない

(3) タバコは嗜好品(味や刺激を楽しむ品)である。
　　a. そう思う　　　b. ややそう思う　　c. あまりそう思わない　　d. そう思わない

(4) 喫煙する生活様式も尊重されてよい。
　　a. そう思う　　　b. ややそう思う　　c. あまりそう思わない　　d. そう思わない

(5) 喫煙によって人生が豊かになる人もいる。
　　a. そう思う　　　b. ややそう思う　　c. あまりそう思わない　　d. そう思わない

(6) タバコには効用(からだや精神に良い作用)がある。
　　a. そう思う　　　b. ややそう思う　　c. あまりそう思わない　　d. そう思わない

(7) タバコにはストレスを解消する作用がある。
　　a. そう思う　　　b. ややそう思う　　c. あまりそう思わない　　d. そう思わない

(8) タバコは喫煙者の頭の働きを高める。
　　a. そう思う　　　b. ややそう思う　　c. あまりそう思わない　　d. そう思わない

(9) 医者はタバコの害を騒ぎすぎる。
　　a. そう思う　　　b. ややそう思う　　c. あまりそう思わない　　d. そう思わない

(10) 灰皿が置かれている場所は、喫煙できる場所である。
　　a. そう思う　　　b. ややそう思う　　c. あまりそう思わない　　d. そう思わない

D. あなたの身体状況などをお尋ねします。

(1) **精神科**あるいは**心療内科**を受診したことがあればお書きください。
　　病名または症状:　　　　　　医療機関名:
　　現在の通院:　a. 通院している(1ヶ月に　　回)　　b. 通院していない
　　服用薬:　a. ある　　b. ない
　　禁煙治療を受けることについて主治医は:　a. 了解している　　b. 了解していない

(2) 精神科あるいは心療内科の病気**以外**で、現在、治療中の病気があればお書きください。
　　病名または症状:　　　　　　医療機関名:
　　服用薬:　a. ある　　b. ない

E. 連絡先をお尋ねします。

(1) 連絡が必要になった場合、日中こちらから電話をかけてよい番号をお書きください。
　　電話番号:　　　－　　　　－　　　　　　(携帯、自宅、職場)

(2) 上記がつながらない場合に備え、もう一か所予備の連絡先をお書きください。
　　電話番号:　　　－　　　　－　　　　　　(携帯、自宅、職場)

(3) 電話にご家族や職場の方が出られたら、名乗ってもよろしいでしょうか?
　　a.「禁煙外来の＊＊」と名乗ってよい　　b. 個人名のみ名乗って欲しい

(4) 追跡調査のために半年後や1年後にご連絡させていただいてもよろしいでしょうか?
　　a. 上記連絡先でよい　　b. その他(メール等　　　　　　　　　)　　c. 連絡不可

　　　　　　　質問はここまでです。　ありがとうございました。　受付にお渡しください。

【禁煙外来再診時問診票】

お名前 _____ 様　　記入日　　　年　　月　　日

● 前回受診からの状況についてお尋ねします。

(1) 前回来院時から(または禁煙開始予定日から)の禁煙の状況はいかがですか？
　　　a. 完全禁煙　　b. 吸ったが現在は禁煙（最後の喫煙は　　月　　日）　　c. 現在も喫煙

(2) 治療のさまたげになるような問題(禁煙補助薬の副作用、特定の状況での喫煙など)はありましたか？

　[   ]

● あなたのタバコに対する意識をお尋ねします。
　以下の10個の意見について、あなたの気持ちに一番近いものをa～dの中で選んでください。

(1) タバコを吸うこと自体が病気である。
　　　a. そう思う　　b. ややそう思う　　c. あまりそう思わない　　d. そう思わない

(2) 喫煙には文化がある。
　　　a. そう思う　　b. ややそう思う　　c. あまりそう思わない　　d. そう思わない

(3) タバコは嗜好品(味や刺激を楽しむ品)である。
　　　a. そう思う　　b. ややそう思う　　c. あまりそう思わない　　d. そう思わない

(4) 喫煙する生活様式も尊重されてよい。
　　　a. そう思う　　b. ややそう思う　　c. あまりそう思わない　　d. そう思わない

(5) 喫煙によって人生が豊かになる人もいる。
　　　a. そう思う　　b. ややそう思う　　c. あまりそう思わない　　d. そう思わない

(6) タバコには効用(からだや精神に良い作用)がある。
　　　a. そう思う　　b. ややそう思う　　c. あまりそう思わない　　d. そう思わない

(7) タバコにはストレスを解消する作用がある。
　　　a. そう思う　　b. ややそう思う　　c. あまりそう思わない　　d. そう思わない

(8) タバコは喫煙者の頭の働きを高める。
　　　a. そう思う　　b. ややそう思う　　c. あまりそう思わない　　d. そう思わない

(9) 医者はタバコの害を騒ぎすぎる。
　　　a. そう思う　　b. ややそう思う　　c. あまりそう思わない　　d. そう思わない

(10) 灰皿が置かれている場所は、喫煙できる場所である。
　　　a. そう思う　　b. ややそう思う　　c. あまりそう思わない　　d. そう思わない

質問はここまでです。　受付にお渡しください。

（2）説明用資料

A.【禁煙治療の概要説明資料】（見開き）

禁煙補助薬の解説、保険禁煙治療の条件、日程、料金などを記した説明用資料。

使用方法は本文p21、p46、p52参照。

B.【ニコチネルTTSを使用して禁煙する方へ】

ニコチネルTTSの使用方法、使用上の注意などを記した説明用資料。
使用方法は本文p21、p52参照。

C.【チャンピックス錠を服用して禁煙する方へ】

使用方法は本文p21、p52参照。

D.【今日から始める禁煙生活ガイド】（見開き）

チャンピックスの服用方法、使用上の注意などを記した説明用資料。
使用方法は本文p22、p54参照。

E.【あなたの禁煙を応援してくれる方にお見せください】

効果的な禁煙の励まし方などを記した資料。
使用方法は本文p22、p55参照。

【禁煙治療の概要説明資料】

◆禁煙治療って？
- 喫煙を「ニコチン依存症」という病気とみなし、必要な治療によって禁煙しやすくすることです
- 呼気一酸化炭素濃度測定、禁煙開始・継続のためのアドバイス、禁煙補助薬の処方などを行います
- 厚生労働省の定めた基準と日程に従えば、<u>健康保険が使えます</u>
- 禁煙補助薬（ニコチンパッチまたはチャンピックス錠）も健康保険で処方することができます

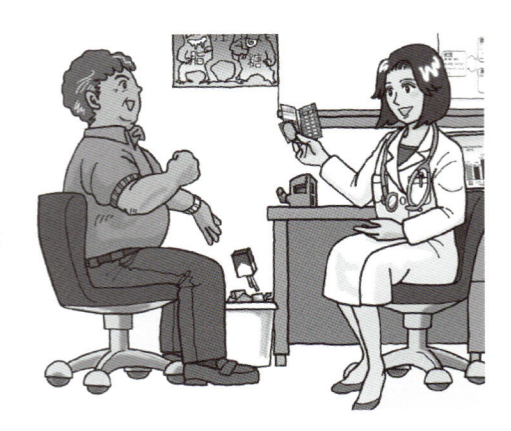

◆厚生労働省の定める保険診療の基準とは？
以下の条件を<u>すべて満たす</u>方のみ保険適用になります
- 厚生労働省が定めた質問票によって「ニコチン依存症」と判断されること
- これまでの積算喫煙量（1日本数×喫煙年数）が200以上
- 即座に禁煙する気持ちが固まっていること
- 禁煙できてもできなくても、かならずスケジュールどおりに最終回まで通院することを誓約できること
- 1年以内に保険診療での禁煙治療（初回）を受けていないこと

◆厚生労働省の定める保険診療の日程とは？
- 以下に示す合計5回（12週間）の通院が必要です（中断や延長、おおはばな変更はできません）

受診時期	治療内容
治療前の問診・診療	①保険診療のための条件確認 ②既往歴などの確認 ③禁煙治療の説明と同意　など
1回目	①呼気一酸化炭素濃度測定 ②喫煙状況などの確認 ③禁煙開始にあたっての問題点明確化と対処法検討 ④禁煙補助薬の処方と服薬指導 ⑤日常生活上のアドバイス ⑥次回来院日の決定　など
2回目（2週間後）	①呼気一酸化炭素濃度測定と禁煙状況の確認 ②禁煙継続にあたっての問題点明確化と対処法検討 ③禁煙補助薬の継続処方 ④次回来院日の決定　など
3回目（4週間後）	
4回目（8週間後）	
5回目（12週間後）	

- 保険診療の条件にはなっていませんが、より確実に禁煙を達成するために、できれば1回目の1週間後、6週間後、8週間後、10週間後にも受診していただき、合計8回の治療を受けることをお勧めします

◆保険診療にかかる費用は？

種類	費用
診察料など	目安：3か月間で20,000～30,000円（3割負担として6,000～10,000円） （医療機関の種類や診療回数によって差が出ます）
薬剤費	目安：3か月間で20,000～37,000円（3割負担として6,000～12,000円） （禁煙補助薬の種類や使用期間によって差が出ます）

◆禁煙補助薬の種類と特徴

	ニコチネルTTS（ニコチンパッチ）	チャンピックス錠（内服薬）
使用法	<u>禁煙開始日から使用開始</u> （毎朝貼り替える）	禁煙開始日の<u>1週間前</u>から使用開始 （朝と夕の食後に飲む）
標準的使用スケジュール	大(30)　8週間 中(20)　2週間 小(10)　2週間	0.5mg錠1錠×1日1回　3日間 0.5mg錠1錠×1日2回　4日間 1mg錠1錠×1日2回　11週間
禁煙効果	約1.7倍	約2.3倍
避ける	・この薬の過敏症 ・妊婦・授乳婦 ・不安定狭心症、心筋梗塞急性期、重篤な不整脈、冠動脈カテーテル手術直後、心臓バイパス手術直後 ・脳卒中回復初期	・この薬の過敏症 ・<u>自動車の運転</u> ・危険をともなう機械の操作
状況によって避ける	・心筋梗塞、狭心症の経験 ・高血圧、不整脈、脳卒中、心不全、末梢血管障害 ・甲状腺機能亢進症、褐色細胞腫、糖尿病でインスリン使用 ・胃潰瘍や十二指腸潰瘍 ・肝・腎機能障害 ・アトピー性皮膚炎、湿疹性皮膚炎 ・てんかんの経験 ・重症筋無力症など神経筋接合部疾患	・統合失調症、双極性障害、うつ病など ・重度の腎障害（透析中など） ・妊婦 ・すでに禁煙開始している
主な副作用	・<u>かぶれ</u> ・不眠	・<u>吐き気</u>、便秘、お腹の張り ・頭痛、不眠、眠気、めまい、鮮やかな夢
まれな重い副作用	・強いアレルギー ・ニコチン過量症状	・肝機能障害、強いアレルギー ・意識障害
併用注意	・心臓病や高血圧などの薬 　アドレナリン（α、β）遮断薬→作用減弱 ・心臓病やぜん息などの薬 　アドレナリン（α、β）作動薬→作用増強 （ただしこれらは喫煙でも起こっている）	・胃薬のシメチジン（タガメットなど） 　→チャンピックスの作用増強

【ニコチネルTTSを使用して禁煙する方へ】

A. 使う期間
- 標準的な使用法（合計8週間）
  - 大(30)を4週間
  - 中(20)を2週間
  - 小(10)を2週間
- 最長で合計10週間まで使用できる

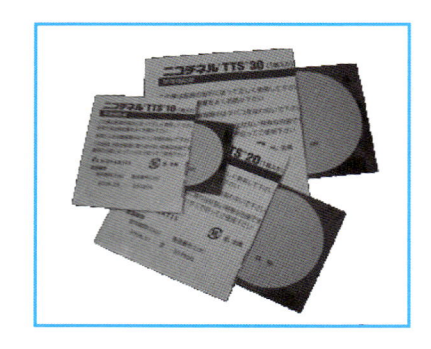

B. 貼り方
- 朝貼り替える（夜貼り替えると、不眠などの副作用が出やすく、日中の効果が弱い）
- 原則として24時間貼る
  - ただし数日貼ってみて、不眠、悪夢、かぶれが強ければ、寝る前にはがして朝新しいのを貼る方法に切り替えてもよい
- かぶれ防止のため毎回違うところに貼る
- 貼る場所は、はがれにくく、かぶれにくいところ（胸、背、肘より上の腕）
- はがれやすい下半身、体毛の濃いところ、吸収の悪い手先は避ける
- 貼ったときに10秒ほど強く圧迫する

C. 副作用(1)かぶれ
- かぶれたときは、はがした後に市販のかゆみ止めを塗ってもよい（多少赤くなるくらいは心配ない）
- 強いアレルギーが出たら使用を中止して受診

D. 副作用(2)ニコチンの過量症状
- 効き過ぎるとき（頭痛、めまい、はきけ、動悸、冷や汗）は、パッチをはがして皮膚を水で流す
- 次に貼るときは、パッチ薬効面の中央部にセロテープなどを貼って面積を調節する
  - ハサミで切ってはいけない（断面から液体がしみ出す）

E. 重要な使用上のポイント
① ニコチンパッチとタバコでは、脳に対するニコチンの影響がまったく違う
- ニコチン依存症はニコチンが体に急激に入ることによって起こる
- ニコチンパッチはニコチンが入っていく速度が遅く、依存症を起こさない（離脱症状を和らげる効果だけがある）

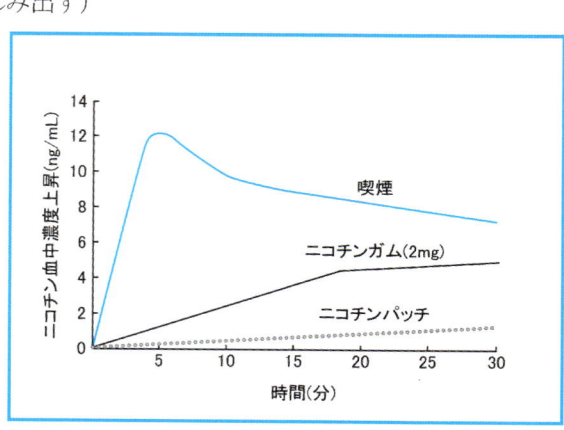

② パッチを貼りながらタバコを吸ってしまうと……
- ニコチン濃度が高まりすぎて危険
- 高い濃度に慣れ、その後のパッチの効きめが弱くなってしまう

【チャンピックス錠を服用して禁煙する方へ】

A. 飲み方
- 禁煙を開始する日を決め、その<u>1週間前から服用開始</u>
- 第1～3日目：0.5mg錠（白）1錠を1日1回（いつ飲むか決まりはないが、吐き気の出にくい夕食後がお勧め）
- 第4～7日目：0.5mg錠1錠を1日2回（朝食後と夕食後）
- 第8日目～禁煙治療終了時(11週間)：1mg錠（水色）1錠を1日2回（朝食後と夕食後）
- <u>第8日目の朝から禁煙を開始</u>

	朝食後	夕食後
＿月＿日 （服用開始）		白1錠
＿月＿日		白1錠
＿月＿日		白1錠
＿月＿日	白1錠	白1錠
＿月＿日	白1錠	白1錠
＿月＿日	白1錠	白1錠
＿月＿日	白1錠	白1錠

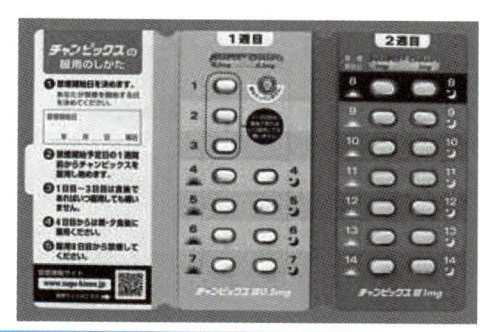

	朝食後	夕食後
＿月＿日 （禁煙開始）	水色1錠	水色1錠
＿月＿日	水色1錠	水色1錠
＿月＿日	水色1錠	水色1錠
＿月＿日	水色1錠	水色1錠
＿月＿日	水色1錠	水色1錠
＿月＿日	水色1錠	水色1錠
＿月＿日	水色1錠	水色1錠

このあとも水色を朝夕食後に10週間継続

B. 副作用（1）吐き気（30%前後）
- 飲み始め2週間に強く、続けると軽くなっていく（そのために量をだんだん増やす飲み方）
- 吐き気を最小限にするために……
    - → きちんと食事を摂る（特に朝食）
    - → きちんとコップ1杯の水とともに飲む
- それでも吐き気が強いときには……
    - → 吐き気止めを処方することが可能（吐き気を来しやすい方は初回からでも処方可能）
    - → どうしても朝食後の吐き気が強い方は、昼食後と夕食後にしても可
    - → それでもどうしても吐き気が強い場合には、錠剤を半分に割ったり、夕食後だけにしたりしても可
      （飲まなくなるよりは量を減らしてでも続けた方がいい。効果が十分すぎる可能性もある）

C. 副作用（2）その他の副作用
- 便秘、お腹の張り、頭痛、不眠、異常な夢(10%前後)
- めまい、ねむけ(5%前後)、意識消失(1%未満) → 服用期間中は自動車の運転などをしない
- 精神科基礎疾患の悪化、自殺念慮、攻撃的性格（頻度不明） → 服薬を中止し、連絡を取り早急に受診
  （ただしチャンピックスを使用しない者にも起こっている）

D. 重要な使用上のポイント
- <u>最初の一週間は本数を減らしたり禁煙したりせず、今まで通りにタバコを吸う</u>
    - ○薬を飲み始めて数日すると薬の効果が出てタバコがまずくなってくる
    - ○その味が、ニコチン依存が解けているときの本当のタバコの味
      （喫煙開始した1本と同じ、いちど禁煙した後に再喫煙した1本と同じ）
    - ○最初の1週間で十分にまずいタバコを吸っておくことが、最終的な禁煙成功につながる
- <u>禁煙を開始できても、途中でやめず、12週間飲み続ける</u>
    - ○タバコを吸わないでいることは、禁煙のスタートに過ぎない
    - ○（どんな状況になっても）タバコを吸わなくても大丈夫になることが禁煙のゴール
    - ○チャンピックスがニコチンをブロックしてくれている間に、誘惑やストレス状況をタバコなしで乗り切る練習

【今日から始める禁煙生活ガイド】

1. 禁煙を実行する前日にやること

A. 自分にあった禁煙グッズを用意しよう
- 旅行用歯ブラシ(持ち歩いて、吸いたくなったら磨き粉をつけずに磨く。くわえるだけでも可)
- 氷(なめて口を刺激する)
- 熱いお茶や紅茶(リラックスの練習。コーヒーでもいいが、コーヒーとタバコがセットになった生活を送っていた人は避けた方がいい)
- ミネラルウォーター(銘柄の違いが分かるようになる)
- 細切り昆布やスルメ(適度な噛みごたえ)
- 野菜スティック(ニンジン、ダイコン、セロリなど。細切りにして冷蔵庫に作り置きをしておく)
- ミント粒、ガム、飴(ノンシュガーでもカロリーがあるので摂りすぎ注意。早めに切り上げること)

B. 喫煙具を捨てよう
- タバコ、灰皿、ライターなどを、もう使わない物と割り切って捨てる(タバコは水に漬けて)
- 自宅、職場、自動車内などすべてのタバコと吸い殻を捨てる
- 吸いたい気持ちが続くのは数分なので、周りになければ入手するまでに我に返る
- 禁煙後に万一買って吸ってしまっても、残りの19本をすぐ捨てる

C. 家族や同僚に禁煙の宣言をしよう
- 数日間、だるさや眠気、イライラ感が起こったとしても、一時的なものだと告げて協力を仰ぐ
- しばらく家事や仕事の手を抜くことを了解してもらう

2. 禁煙開始1週間目の乗り切り方

A. 代わりの行動で逃げよう
- 吸いたい気持ちと対決しようとせず、代わりの行動で逃げる
- 吸いたい気持ちが強くて「もうダメだ!」と思っても、まず何か別の行動をしてから、もう一度考える
- 禁煙グッズ、深呼吸、ストレッチ、歌を歌う、音楽を聴く、「今は吸わない」と声に出して言う、時計の秒針が1周するのを追う、掃除、片付け、電話、散歩、洗顔、シャワー、入浴、寝てしまう

B. タバコが吸いたくなる状況を避けよう
- 禁煙が落ち着くまで喫煙できる場所やタバコを入手できる場所になるべく行かない(喫煙所、飲み会、コンビニなど)
- 禁煙が落ち着くまでタバコとセットになっていた行動を変える(例:コーヒーを紅茶に)
- 禁煙が落ち着くまで酒の席は可能な限り避け、どうしても出席しなければならないときは、できるだけの対策を立てる(あえて自動車で行く、吸いたくなったら一時退席、どうしてもピンチになったら適当な理由を作って早退)

C. 禁煙日記
- 禁煙状況、禁煙補助薬の使用状況、感じられた体の変化などを記録しよう
- もし何らかの問題が生じれば、詳しく書いて次回の診察で検討可能

3. 禁煙を成功させる考え方

A. 禁煙スタート時に役立つ考え方
- イライラ感など離脱症状が起こるのは、ニコチン依存症という病気が治っていくときの正常な反応(風邪の熱が下がるときの汗のようなもの)で、禁煙がうまくいっている証拠。離脱症状で死んだりすることはない(お化け屋敷の幽霊のようなもの)
- 物事すべてに対して中間的な評価をこころがけ、0%か100%かだけの評価をやめよう。禁煙スタート時に離脱症状でふだんより能力が下がるとしても、何もできないわけではない。また、禁煙補助薬の効果が弱い人もいるが、効果がまったくないわけではない。自分の言葉の「何も」「まったく」「いつも」「みんな」「ぜったい」を疑おう
- 禁煙に「強い意志」は不要。禁煙の最大の秘訣は、一時的に起こる不都合を「仕方がない」とあきらめられる「意志の弱さ」。「仕事や対人関係の支障を避けなければ」「通院のための欠勤を避けなければ」と、禁煙に条件をつけている場合には、その条件が絶対的で健康よりも大切かどうか再検討しよう

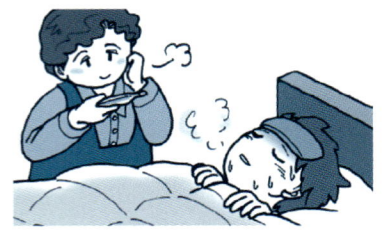

B. 禁煙を完成させるのに役立つ考え方
- 禁煙は、タバコを吸わない日数を伸ばす綱渡りではなく、どのような状況でも吸わないでいられる技術の学習。自転車に乗る（凹凸道でもバランスをとる）練習と同じ。何度でも転んで練習しよう
- 迷ったときには「今、吸わなかったらどうなるか？」を考えてみよう。10分後、1時間後、1日後、1週間後にどうなるかを想像して、本当に今吸う必要があるかどうかを判断しよう
- イライラしたりするのが「つらい」と感じるのは、「イライラしてはいけない」と考えるから。「イライラしていてはいけない」と思えば思うほど、イライラしていることに意識が集中する。逆に「今日はイライラしてみよう」と開き直ると、イライラから意識が離れ、イライラが消えていく
- 禁煙してしばらくしてから起こってくる「吸いたい」の多くは、自分が「吸いたいかどうか」を確認しようとすることから起こる。吸いたくても吸いたくなくても、吸わなければいいのは同じだから、「吸いたいかどうか」は確認しても無意味。確認しようとするのをやめれば、吸いたい気持ちも消えていく

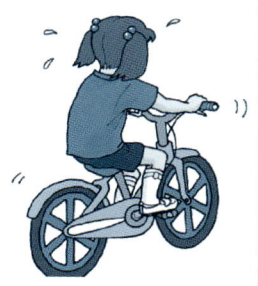

4. 体重のコントロール
A. 体重増加の原因は？
- 禁煙すると、ものがおいしくなり、離脱症状を食べ物で紛らわすことがあるために、80％の人で2〜3kg体重が増える
- しかし禁煙が落ち着いてカロリー摂取が元に戻れば、それ以上増えることはなく、多くの人で減少する
- ニコチンパッチなどをじっくり使うと、離脱症状緩和のための過食が起こりにくい

B. まずは禁煙に専念しよう
- 禁煙と体重コントロール、同時に取り組むのではなく、個別に問題を解決した方が両方成功しやすい
- 禁煙は体重コントロールより短期間でケリがつくので、禁煙を先に片づけた方がいい
- 禁煙で自己コントロール能力を磨けば、体重コントロールでも活かせる
- 禁煙による体重増加より、タバコを続ける方が、健康への危険は大きい（タバコによる健康の危険は、45kgの肥満に匹敵する）
- 禁煙することによって得られる美容上の利益（張りのある肌、白い歯、爽やかな息）は、体重増加による外見上の損失を上回る

C. 離脱症状が落ち着いたら、徐々に体重コントロールを始めよう
- 食べ過ぎることが体重増加の主な原因だから、これまでと同じ量を食べるように心がける
- 満腹になったら食べるのをやめる。空腹でないのに食べない
- 空腹を感じているときが、脂肪の燃焼しているとき
- 野菜類→タンパク質→炭水化物の順番に食べる（血糖値の上昇が緩やかで体に脂肪がつきにくく、そのあとの空腹感が起こりにくい）
- 大皿盛りから直接食べることを避け、食べる分を1回だけあらかじめ取り分ける（取る量は自由）
- カタカナ食品（洋食系）よりひらがな食品（和食系）を
- 就寝前2時間のカロリー摂取を避ける。
- 「今度から」と考えず、「今、この食事から」実行
- 毎日決まった時間に体重計に乗って記録する
- 運動習慣を身につける

5. その他の注意
A. 依存性薬物であるタバコに「1本だけ」はない
- しばらく禁煙してから1本吸ってもおいしくないが、その1本を消したときに、また依存症が再発する。
- ちょっとだけ吸って皆が簡単にやめておくことができるなら、タバコ会社などとっくにつぶれている

B. たとえ吸ってしまっても遠慮なく次回の禁煙外来を受診しよう
- 全員がうまくいくなら禁煙外来など必要ない
- つまずいた原因についてのアドバイスを受ければ、次はつまずきにくくなる
- どうしてもピンチのときは、受診予定日前でも受診を（電話で確認のこと）

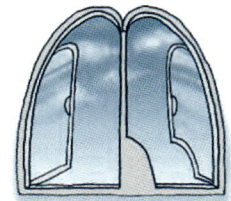

【あなたの禁煙を応援してくれる方にお見せください】

- タバコを吸うのは趣味し好や習慣ではなく、麻薬や覚醒剤の使用と同じ依存症（病気）です。
  - ですので、いままでやめられなかったとしても、意志が弱いわけではありません。
  - いまではいろいろな禁煙の方法が開発されて、きちんと「病気」として治療すれば、誰でもタバコをやめられます。
- 禁煙に必要なものは意志や根性ではなく、正確な知識と正しい方法です。
  - そして<u>最後の鍵は、周囲の応援</u>です。

　　　　　応援していただくにあたって、以下の点に協力していただけると助かります。

【1】励ましてください

- 禁煙は、ご本人にとって勇気のいるチャレンジです。
  - 決して「どうせうまくいかない」「そんなに無理してやめなくてもいい」などと、ご本人の気持ちを萎えさせる言葉は使わないでください。
- ときどき禁煙が続いているかどうかを尋ねて、続いていれば、「うれしい」「ありがとう」という気持ちを伝えて励まし続けてください。
- 禁煙してよかったことを探して、本人に教えてあげてください。
  - 例：咳が減った、タバコの口臭が消えた、唇の血色がいい、表情が明るい、動きが軽やか・・・

【2】タバコ以外のことを大目に見てあげてください

- 禁煙して1週間程度は、ニコチンの必要のない体に戻っていく過程で一時的にイライラしたり、ぼーっとしたり、体がだるかったりすることがあります。
  - 一時的なもので、自然にもとに戻りますので、多少のわがままを聞いてあげて、家事などできることは手伝ってあげてください。
  - イライラよりも、タバコのほうが嫌だとはっきり伝えてください。
- ただし、大目に見るといっても、タバコそのものは別です。
  - タバコには依存性があって、<u>「ちょっとだけ吸ってやめておく」</u>ということができません。
  - タバコに関しては「1本ぐらいならいいんじゃない？」「たまにならいいんじゃない？」などとは言わないでください。

【3】禁煙がうまくいかなくても責めないでください

- 一度失敗しても、次は成功する可能性が高くなります。
  - 鉄棒のさかあがりや自転車の練習と同じです。
  - <u>何度目かには必ず成功します</u>ので、「何で禁煙できないんだ！」などと責めずに、次のチャレンジを応援してあげてください。
  - あきらめることなく「禁煙してくれること（健康）が何よりもうれしい」と伝え続けてください。

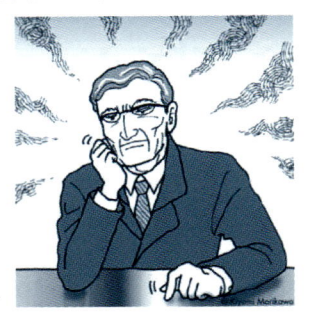

索　引

アルファベット・数字

α-グルコシダーゼ阻害薬　15, 67
AHRQ　→　米国医療品質局
AUC　→　血中濃度曲線下面積
DSM　→　米国精神医学会診断基準
FTND　→　ファガストローム式ニコチン依存度質問票
ICD　→　国際疾病分類
KTSND　→　加濃式社会的ニコチン依存度調査票
PhizerPro　6
TALKの原則　72
TDS　→　タバコ依存スクリーニングテスト
Zyban　**102**, 103

あ行

アジェンダ　47, 48, 65, 66
アルコール　54, 97, 98, 103
　　　―依存症　2, 3, 71
意識障害　90, 91, **95**
意志の強さ　57
維持量　28, 73, 89, 90, 92, 93, 98, 102
一般用医薬品　16, 30, 74, 79, 80, 81, 82, 84, 85
医薬品情報提供者　14, 25
イライラ　11, 58, 61

医療広告ガイドライン　24, 25
医療用医薬品　51, 79, 80, 81, 82, 88
院外広報　24
院外処方　16, 27, 39, 53, 73
うつ病　71, 82, 91, 94, 97, 98, 102, 103
嘔気　29, 62, 73, 89, 91, 92, 93, 103

か行

概要説明資料　20, **21**, 46, 52
カタプレス　98, 99
加濃式社会的ニコチン依存度調査票　49, **50**, 66
看護師　4, 5, 23, 43, 48
既往歴　19, 43, **44**, 48, 82, 83, 91
喫煙状況　19, 48, **49**, 66, 67
喫煙衝動　54, 56, 60, 62, 63, 64, 68, 70, 84
喫煙欲求　54, 70, 78, 81, 85
気分障害　71, 102, 103
気分本位　62, 63
今日から始める禁煙生活ガイド　20, **22**, 54
恐怖突入　61
禁煙ガイドライン　1
禁煙治療のための標準手順書　12, **14**, 21, 26, 27, 30, 34, 55, 85, 86

禁煙日記	14, **55**, 63
禁煙の条件	57
禁煙補助薬	2, 4, 5, 12, 14, **16**, 17, 20, 24, 26, 27, 29, 30, 32, 36, 46, 47, 48, 49, 52, 54, 55, 56, 62, 70, 71, 73, 75, **77**
－の効果	57, 70
－の処方	16, 23, 27, 30, 31, 35, 48, 65, 73, 75
－の説明	21, 30
－の選択	16, 21, **51**
－の比較	21
－の副作用	30, 31, 32, 58, 66, 73
クロニジン	52, **98**
傾眠	91, 95, 96
結果報告	38, **40**
血中濃度	45, 46, 79, 80, 81, 84, 87, 91, 100, 103
－曲線下面積	45, 85
嫌悪刺激	69
抗うつ薬	45, 89, 97, 98, 102, 103
口渇	98, 99, 103
口腔粘膜	84, 100, 101
交通事故	96
行動的方略	54, 55, 56, 69
呼気一酸化炭素濃度	15, 48, 49, 67, 82
－測定	15, **48**
－測定器	4, 5, **14**, 15, 67
国際疾病分類	10

さ行

再喫煙	13, 26, 34, 54, 55, 59, 60, 64, 65, 67, 68, 75, 87
－状態	26
最高血中濃度	45
－到達	80, 81, 84, 100, 101
最終回	26, 40, **74**, 75, 76, 81, 84
再診時問診票	19, **20**, 66
算定方法	38
シガノンCQ	79, 80, 81, 84
敷地内禁煙	4, **5**, 6
刺激統制	54, 55, 56, 63, 68
自殺行動	93, 94, 103
自殺念慮	**70**, 71, 72, 90, 91, 93, 94, 95, 103
事実本位	**62**, 63
施設基準	**4**, 5, 6, 7, 9, 27, 36, 41
持続寛解	12
実際の診療手順	15, 16, 19, 20, 21, 22, 31, **43**, 81, 93, 95
自転車	59, 60, 68, 70, 97
自動車	5, 52, 91, 95, 96, 97
社会保険事務局	4, 6, 38, 40, 74
－長	6
周囲への宣言	55
自由診療	27, 31, **41**, 42, 46, 47, 53, 73, 74, 75, 98, 99
初期量	28, 89, 90, 101, 102
初診時問診票（１）	13, 18, **19**,

	43, 46
初診時問診票（2）	18, **19**, 44, 49, 50, 76
処方スケジュール	27, 28
ジョンソン＆ジョンソン	84, 100, 101
心筋梗塞	89
腎障害	99
心理職	23
診療情報提供書	39, 44, 45, 50
心療内科	44, 72, 94
診療報酬	2, 3, 36, 38
―改訂	1, 2, 3, 11, 37, 44
―請求	11, 29
スタート用パック	17, 18, 53, 73, 88
頭痛	11, 29, 56, 82, 91, 93, 103
ステロイド外用薬	82
スモールステップ	32, 33
精神科	2, 19, 44, 72, 73, 94
精神交互作用	62, 63, 93
精神疾患	3, 52, 71, 91, 93, 94, 95, 103
精神症状	44, 71, 90, 91, **93**, 95
生への欲求	62
摂食障害	103
接触皮膚炎	82
説明用資料	14, 20, 52
セロテープ	82
全か無の評価	70
選定療養	38, 39, 40
専任看護師	4, **5**
早期寛解	12
相互作用	90

た行

第一種医薬品	79
体重増加	11, 58, **64**, 91
代償行動	**54**, 55, 56, 63, 68
代償性喫煙	48
大正製薬	79, 80
第二種医薬品	84
タバコ依存スクリーニングテスト	**10**, 11, 44
チャンピックス	17, 18, 20, 21, 27, 28, 29, 32, 34, 52, 53, 71, 73, 74, **86**, 88, 90, 91, 95
―錠を服用して禁煙する方へ	20, **21**, 53
中間的評価	**57**, 70, 71
通院精神療法	2, 3
綱渡り	58
テオフィリン	45, 46, 91
電子タバコ	101
電話	32, 33, 43, 47, 48, 75, 76
―再診	32
動機づけ面接法	51, 72
統合失調症	71, 91, 102
特掲診療科	7
ドパミン作動性ニューロン	78, 86

な行

内服禁煙補助薬	77, **86**

ニコチネルTTS　**16**, 17, 20, 21, 27, 28, 29, 30, 32, 51, 53, 71, 73, 74, 79, 80, 81, 82, 83, 84

　―を使用して禁煙する方へ　20, **21**, 53

ニコチネルガム	85
ニコチネル専用ダイヤル	14
ニコチネルパッチ	79, 80, 81, 84

ニコチン依存症　2, 3, 10, 11, 12, 19, 31, 44, 56, 74, 75, 78, 87, 94, 95, 103

　―管理料　1, 2, 3, 4, 6, 9, 13, 16, 24, **26**, 27, 30, 31, 32, 33, 34, 35, 36, 38, 39, 40, 43, 69, 73, 74, 85

　―管理料算定　27, 30, 32, 34, 35, 36, 41

　―管理料算定に伴う処方　　27, 53, 73

ニコチンインヘラー	100, 101

ニコチンガム　21, 30, 52, 77, **84**, 85, 86, 100

ニコチン口腔スプレー	101
ニコチン性アセチルコリン受容体	86

ニコチン製剤　29, 77, **78**, 86, 87, 90, 97, 98, 100, 102

ニコチン舌下錠	101

ニコチン置換療法　29, 77, 78, 84, 94, 97, 101

ニコチントローチ	101

ニコチンパッチ　**16**, 21, 27, 33, 36, 37, 45, 51, 52, 70, 75, 77, **78**, 80, 82, 84, 85, 86, 87, 96, 100, 102

ニコチン鼻腔スプレー	100
ニコレットガム	84

日常生活上のアドバイス　22, 48, **54**, 68, 70, 93

日本循環器学会　1, 12, 14, 26, 30, 55, 77, 85

入院患者	2, 3, **36**, 37, 47
乳糖不耐症	15, 67

認知的方略　56, 57, 58, 60, 61, 62, 63, 68

認知の歪み	49
脳内報酬系	78, 86, 89

ノバルティス　ファーマ　14, 16, 20, 79, 81

ノリトレン	97
ノルトリプチリン	52, **97**, 98, 99

は行

排尿障害	98

バレニクリン　16, **17**, 21, 27, 29, 33, 37, 48, 52, 70, 75, 77, **86**, 87, 88, 89, 90, 91, 92, 93, 94, 95, 96, 97, 98, 102

ハロペリドール	45

皮膚炎	81, 82, 83	**ま行**	
ファイザー	6, 14, 17, 18, 20, 25, 88, 90, 91, 92, 94, 95, 100	まとめ	48, 65, 74
ファガストローム式ニコチン依存度質問票	19, 49, **50**	メキシレチン	45, 46
		モノアミン酸化酵素阻害剤	98
		森田療法	63, 64
不安	32, 42, 47, 52, 57, 62, 65, 68, 75, 78, 82, 83, 91, 93, 103	問診票	13, 14, 18, 19, 20, 43, 44, 46, 49, 50, 65, 66, 76
フェーディング	33	**や行**	
フォローアップ	**75**, 76	薬剤師	23, 48, 79
副作用	17, 20, 21, 29, 30, 32, 53, 54, 58, 62, 66, 73, 74, 81, 82, 83, 85, 89, 90, 91, 92, 93, 95, 98, 99, 103	優先順位	66
		要件	2, **4**, 5, 6, 10, 12, 13, 21, 24, 36, 37, 47, 52, 85
ブプロピオン	93, 94, **102**, 103	予備面接	18, 19, 21, **30**, 31, 34, 39, **43**, 47, 48
部分作動薬	86	予防原則	94
不眠	81, 82, 91, 93, 103	予約料	**38**, 39
プライバシー	24, 33	**ら行**	
ブリンクマン指数	2, 3, 10, **11**, 43, 44	リセット禁煙	51, 68
フレカイニド	45, 46	離脱症状	12, 49, 54, 56, 57, 58, 61, 62, 63, 70, 71, 78, 84, 85, 87, 88, 96, 98
米国医療品質局	33, 86, 98, 102	リドカイン	45, 46
米国精神医学会診断基準	12	臨時再診	**31**, 32, 39, 69
併用	**29**, 82, 83, 86, 91, 92, 94, 97, 99, 100, 102, 103	ロミオとジュリエット効果	42
便秘	56, 91, 93, 98	**わ行**	
返戻	11, 13, 26, 30, 32, 33, 35	ワルファリン	45, 46, 91
保険請求	2, 26, 28, 33, 34		
保険適用	2, 10, 11, 12, 14, 19, 29, 35, 43, 48, 90, 98, 99		

編集委員

監修

中山 脩郎（神奈川県内科医学会名誉会長　中山医院 院長）

中 佳一（神奈川県内科医学会会長　社会医療法人社団三思会 理事長）

羽鳥 裕（神奈川県内科医学会副会長　はとりクリニック 院長）

長谷 章（神奈川県内科医学会 神奈川禁煙・分煙推進委員会 委員長
　　　　 神奈川県内科医学会禁煙指導マニュアル作成委員会 委員長　長谷内科医院 院長）

相澤 政明（相模台病院薬剤部 部長）　　　藤原 芳人（ふじわら小児科 理事長）

小野 容明（横浜呼吸器クリニック 院長）　古木 隆元（くず葉台病院附属南口診療所 所長）

鎌田 正広（鎌田内科クリニック 院長）　　松田 隆秀（聖マリアンナ医科大学病院
　　　　　　　　　　　　　　　　　　　　　　　　　総合診療内科 教授）

北田 守（大倉山内科クリニック 院長）

出川 寿一（宮前平健栄クリニック 院長）　宮下 明（医療生協かながわ生活協同組合
　　　　　　　　　　　　　　　　　　　　　　　　深沢診療所 所長）

徳川 英雄（徳川ファミリークリニック 院長）

野村 良彦（野村内科クリニック 院長）　　山田 峰彦（やまだ内科クリニック 院長）

原田 久（聖マリアンナ医科大学病院神経精神科）　山本 倫子（相模原協同病院呼吸器内科 診療副部長）

執筆

加濃 正人（新中川病院内科・禁煙外来）

イラスト

森川 起代巳

協力

上村 薫（神奈川県内科医学会事務局）

禁煙心理学研究会

今日からできるミニマム禁煙医療　第1巻
禁煙外来を開設しよう！

2014年4月13日　初版

編集　神奈川県内科医学会

発行
中和印刷株式会社
〒104-0042　東京都中央区入船2-2-14
電話 03-3552-0426　FAX 03-3551-4604